Ute Schmitz-Welkenbach

Ich male – also bin ich!

„Ein Bild sagt mehr als tausend Worte“

Für Dieter

Ute Schmitz-Welkenbach

Ich male – also bin ich!

„Ein Bild sagt mehr als tausend Worte“

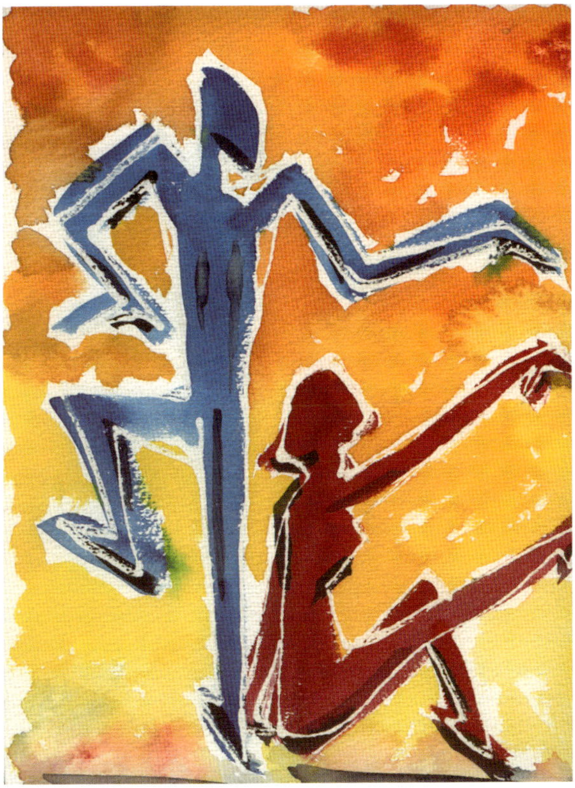

Umschlag: Kai Kostrzewa
Satz: Kai Kostrzewa

Druck: Gorenjski Tisk, Kranj

Printed in Slovenia

ISBN 3-934672-16-7

Inhaltsverzeichnis

Ich male – also bin ich!

Vorwort

„Ein Bild sagt mehr als tausend Worte"

Dieses Buch ist für alle diejenigen entstanden, die den Zugang zu ihren Klienten und Patienten auch über klassische Ansätze hinaus suchen wollen.

Ute Schmitz-Welkenbach begnügt sich nämlich nicht damit, zu ihrem Thema Theorien und aktuelle Veröffentlichungen gleichermaßen gründlich und kompetent abzuhandeln, nein, sie gibt anhand einer Vielzahl von Beispielen ganz konkrete Hinweise, wie ein kreativer Zugang zu all den Patienten möglich ist, zu denen die verbale Ebene zunächst schwer zugänglich ist bzw. verschlossen bleibt.

Den Schlüssel zum Inneren (das Tor zu den tieferen Schichten) bilden für sie die gemalten Bilder, der Ausdruck dessen, was „drückt"! Diese zu erlangen ist das Eine. Sie richtig zu interpretieren, das noch schwierigere Andere.

Die Autorin zeigt mit ihrem Ansatz Wege auf, wie einfühlsam und kreativ zugleich Psychotherapie sein kann und nicht zuletzt bei Kindern im Idealfall über das Nonverbale einen positiven Dialog in Gang setzt.

Vieles erschließt sich erst durch Märchen, Geschichten, Spruchweisheiten oder Bilder, indem man dem Schöpferischen Raum und Zeit lässt.

Ich wünsche dem Buch und der Autorin viel Erfolg!

Wiesbaden, im Juni 2006

Prof. Dr. Nossrat Peseschkian

I. Einleitung

Wir nehmen nichts Sicheres wahr,
sondern unsere Wahrnehmungen sind abhängig
von der Verfassung unseres Körpers
und den Einflüssen, die in ihn eindringen
oder ihm entgegen wirken.
(Demokrit)

1. Über dieses Buch

Mit dem vorliegenden Buch möchte ich Wege aufzeigen, wie man eigene schöpferische Kräfte aufspüren und nutzen kann. Ich habe die Erfahrung gemacht, dass diese Potentiale, die in jedem Menschen vorhanden sind, oft brach liegen und die schöpferische Kraft dadurch erlahmt. Sie können jedoch außerordentlich hilfreich sein, wenn Menschen aus dem seelischen Gleichgewicht oder in eine Sackgasse geraten sind. Mit Hilfe kreativ-gestaltender Prozesse können Blockaden gelöst werden, die jahrelang gedrückt haben und sich häufig schon als Krankheiten äußern. Dazu ist es notwendig, in sein Inneres zu blicken, um die Stolpersteine, aber auch die Edelsteine aufzuspüren, die im Verborgenen liegen. Damit können Energien freigelegt werden, die jahrelang nicht nutzbar waren. Eine Psychotherapie ist erst dann gelungen, wenn der Klient in der Lage ist, aus seinem Inneren heraus etwas zu verändern. Dazu gehört Selbst-Erkenntnis, aber auch Selbst-Wert-Gefühl.

Die schöpferische Entwicklung wird im Symbol sichtbar und bildet nach dem Psychoanalytiker C.G. Jung das „Herzstück" einer Therapie. „Werde, der du bist", so sagte schon Pindar, diese Weisheit ist also nicht neu. Aristoteles betonte, dass jedes Erschaffene in sich die nur ihm eigene Gestalt habe, und das Leben solle zu dieser eigenen Gestalt hinführen. Das bedeutet auch, dass die Fülle der Energien, die uns den Weg weisen, in uns selbst angelegt ist.

Über den nicht-sprachlichen Raum die eigenen kreativen Fähigkeiten zu entdecken, ist häufig sehr viel spannender und hilfreicher als eine rein sprachliche Spiegelung. Es ist eine Annäherung an uns selbst, die uns stärken und schützen soll, damit wir Krisen besser bewältigen und Probleme leichter lösen können.

Auf Grund meiner Erfahrung mit der traditionellen Psychotherapie habe ich erkannt, dass die gesprächsorientierte Vorgehensweise begrenzt ist. Worte können beruhigend, aufbauend, aber auch verletzend sein, je nachdem, in welche Kanäle sie geraten. Der „Sender" hat unter Umständen etwas ganz anderes mit seiner Botschaft ausdrücken wollen. Dann hat man rasch etwas in „den falschen Hals" bekommen und zieht sich verletzt zurück. Von daher ist es verständlich, dass Abwehr- und noch weitere Schutzmechanismen aufgebaut werden. Das erschwert die psychotherapeutische Arbeit erheblich.

Das therapeutische Feld, in dem mit Bildern gearbeitet wird, bietet eine weitaus größere Plattform, wenn es gelingt, damit einfühlsam umzugehen.

Die Arbeit mit Bildern ermöglicht eine erweiterte Sicht. Sie fordert ein **besonderes Auge** für die Fähigkeiten und Stärken des Patienten. Die eigene Intuition ist hier von entscheidender Bedeutung. Der Weg über die Kreativität verhindert eine vorschnelle Beurteilung oder Interpretation der Person. Er ermöglicht ein behutsames Bewusstmachen seelischer Inhalte und stärkt zugleich die Persönlichkeit durch das schöpferische Tun. Die Kommunikation über das Bild bekommt im therapeutischen Prozess eine andere Dimension. Man spricht auch von einer Orchideen-Therapie, weil es eine besonders behutsame Vorgehensweise ist. Die inneren Bilder werden lebendig, manchmal ängstigen sie sogar, doch bei näherer Betrachtung entpuppen sie sich meist als nützliche Helfer. Die „Kunst" ist es, die seelischen Inhalte im Bild zu erkennen und aufzugreifen. Dies setzt eine Menge Vertrauen, Einfühlungsvermögen, ein „geschultes Auge" und einen guten theoretischen Hintergrund voraus. Wie bei allen therapeutischen Methoden ist selbstverständlich auch hier eine Menge Selbsterfahrung gefordert. Die Bearbeitung eigener seelischer Bildinhalte ist Voraussetzung, um mit Gegenübertragungen, archaischen Bildinhalten und Angst machenden Symbolen zurechtzukommen und sich selbst abgrenzen zu können. Erst sie ermöglicht dem Therapeuten die nötige Sicherheit, mit fremdem Bildmaterial umgehen zu können.

Zu Beginn meines „psychoanalytischen Bilderbuches" werde ich Sie durch einige Theorien führen, die zum besseren Verständnis der Bildbetrachtung und Deutung dienen sollen. Mit Beispielen und Fallgeschichten aus dem Praxisalltag führe ich den Leser durch den therapeutischen Prozess. Die Fälle sind alle nach dem von mir entwickelten Schema erarbeitet und sollen die Annäherung an meine methodische Vorgehensweise erleichtern.

Ich habe aus der Fülle meiner alltäglichen psychotherapeutischen Arbeit bewusst nur einzelne Erfahrungen ausgewählt, die mir in ihrer Tiefe und Bedeutung jedoch beispielhaft erscheinen. Das Kapitel über die Angst habe ich zusammen mit einem Fallbeispiel an das Ende des Buches gesetzt, um noch einmal die Zusammenhänge zwischen Körper und Seele verständlich zu machen und exemplarisch zu erläutern.

Mit den vorliegenden Ausführungen möchte ich einerseits neugierig machen auf eine bildnerische Therapieform, andererseits Mut machen, die eigene Kreativität aufzuspüren und sich auf ein neues therapeutisches Feld zu begeben. Die Arbeit mit Pinsel, Stiften und Farben sollte nicht erst in „Zeiten seelischer Kränkung", also in der Therapie Verwendung finden, sondern auch als Prophylaxe, als Weg zur Erhaltung seelischer und körperlicher Gesundheit dienen.

Dieses Buch richtet sich einerseits an Fachpersonal (im psychotherapeutischen, sozialpädagogischen und medizinischen Bereich), andererseits an interessierte Laien, die meine Anregungen im psychohygienischen Sinne verstehen und für sich selbst nutzen können und wollen. Dem Begriff „Kunsttherapie" stehe ich skeptisch gegenüber, weil es **die** Kunsttherapie nicht gibt. Mein Interesse für Kunsttherapie hat mich durch mehrere Schulen und durch einen dichten Wald voller vielfältiger Ansätze geführt, über den ich selbst meinen eigenen Weg finden musste. Welcher Grundgedanke ist der richtige, habe ich mich immer wieder gefragt? Für welche Personen ist die „Kreativtherapie" die Behandlungsmethode der Wahl? Sollen Kunstwerke entstehen? Wie und wo wird über die Bilder gesprochen? Oder ist ausschließlich – wie in vielen klinischen Einrichtungen – der Prozess des Malens als Spannungsabfuhr heilend? Wie können Therapeuten in den Einzelsitzungen damit umgehen? Sind sie darin geschult? Viele dieser Fragen blieben unbeantwortet, doch lassen sie mich bis zum heutigen Tag nicht mehr los. Ein weites Feld, das da bestellt werden muss! Erst nachdem ich mich selbst an der Universität mit dem Thema befasste, prägte ich für mich persönlich den Begriff „Kreativtherapie". Ich erforschte die „Kreative Kommunikation" qualitativ und tauchte in die „Bilderwelt der Psyche" ein.

Weder Therapeut noch Klient müssen für diese Art von Therapie künstlerisch gebildet sein. Kreativität ist gefragt – eine grundsätzliche Bereitschaft, die besonders im psychotherapeutischen Bereich, aber auch in zahlreichen anderen Berufen von Nutzen sein kann. Dennoch wird diese Methode nicht das Allheilmittel der Therapie werden. Ein Satz des Psychiaters Victor Frankl (Begründer der Logo-Therapie) besagt, dass jede Therapie eine Gleichung mit zwei Unbekannten sei. Weder Therapeut noch Klient lassen sich in ein bestimmtes Schema zwängen.

Mit den nachfolgenden zwei Beiträgen möchten wir, Frau Dr. Christ und ich, unseren persönlichen Weg vorstellen und damit zum Ausdruck bringen, wie unterschiedlich der Einstieg in einen kreativen Prozess sein kann.

2. Den inneren Raum in Ordnung bringen

Seit ich mich erinnern kann, habe ich mich für Kunst, vor allem für Malerei, Mode und Textilgestaltung interessiert. Ich habe Figuren gezeichnet, ausgeschnitten, sie beklebt, bemalt, geschmückt und verziert. Sie wurden von mir vor bunt bemalten Hintergründen in verschiedenen Konstellationen positioniert. So begann ich schon als Kind, Figuren zu malen und Personen zu modellieren.

Mein Interesse für Menschen war immer schon vorhanden. So nahm ich bereits sehr früh jede Gelegenheit wahr, aus dem Ordnungssystem einer engmaschigen, Leistung fordernden Gesellschaft auszubrechen, um eigenen Impulsen zu folgen. Ich sah mich schon frühzeitig in anderen Familien um, deren Herkunft, Lebensweise sowie Sozialstruktur mich faszinierten. Mit diesen Informationen und diesem Material malte ich mir innerhalb meiner geprägten Strukturen „meine eigene Welt" und schmückte sie aus.

In meinem traditionsgemäß partriachalischen Elternhaus fand ich Sicherheit und Orientierung. Doch wurden zwangsläufig so manche Impulse unterdrückt, die in dieses System nicht hinein passten, wie Willensstärke, Eigenständigkeit und Selbstwertgefühl. So nahm die „Fremd-Drehung" ihren Lauf – die „Eigen-Drehung" blieb auf der Strecke. Ich passte mich an und achtete darauf, den an mich gestellten Anforderungen gerecht zu werden. Erst später, als ich mich lustlos fremd bestimmen ließ, merkte ich, dass etwas in mir brach lag und langsam zu sterben begann. In meiner dressierten Rolle fühlte ich mich zwar sicher, aber auch irgendwie fehlbesetzt, während ich meine eigene Rolle noch gar nicht kannte. Ich konnte sie fühlen, hatte aber nicht den Mut, sie herauszulassen, denn diese Herausforderung hätte Angst, Verlust und unter Umständen auch Einsamkeit bedeutet. Ich blieb also zunächst in meinem System, das zwar Sicherheit, aber auf Dauer auch Abhängigkeit bedeutete. Mangel an Freude und zunehmende Passivität breiteten sich in mir aus. Ich entfernte mich immer mehr von mir selbst und wurde mir immer fremder.

Alice Miller schreibt dazu sehr treffend im „Drama des begabten Kindes". Sie bezeichnet diese autoritäre Erziehung sogar als „Missbrauch", weil die Bedürfnisse der Eltern und Erzieher, aber nicht die Neigungen der Kinder im Vordergrund stehen. Ähnlich wie in einem diktatorisch geführten System, in dem primär nicht menschliche, sondern ausschließlich politische Interessen von Bedeutung sind. Die Individualität bleibt auf der Strecke.

Trotz ausgezeichneter Schulleistungen in Kunst blieb ich beim Bewährten und entschied mich dementsprechend bei meiner ersten Berufswahl wieder für das angepasste Sicherheitssystem. Ich übte einen Beruf aus, in dem ich mich nie authentisch fühlte und immer wieder fremd bestimmen ließ. Es war eine sichere Fehlbesetzung. Erst als Mutter spürte ich meine Energie und fand zu meiner Kreativität zurück. Doch später, als ich wieder weniger gefordert war, holte mich die berühmte Leere ein, die so viele Frauen beschreiben, wenn ihre Kinder groß werden. Wieder machte ich mich auf die Suche nach neuen Aufgaben, die mein Leben ausfüllen sollten. Nachdem ich alles Mögliche ausprobiert hatte, um mir neue Anregungen zu verschaffen, bemerkte ich, dass ich immer wieder an denselben Punkt kam: „Wer bin ich wirklich? Was will ich?"

Meine „Neuentdeckung" begann nach einem Schicksalsschlag – als ich meinen zweiten Mann verlor, mein Kind erwachsen geworden war und ich plötzlich ganz allein auf mich selbst gestellt war. Was sollte ich nun mit mir anfangen? Ich hatte mein Zentrum verloren. Verzweifelt flüchtete ich in die Krankheit. Ich suchte einen Ort des Haltes. Aber den Halt gab es nicht im **Außen**, die Erkenntnis war schmerzlich und tröstlich zugleich. Nur in meinem **Inneren** konnte ich ihn finden. All das, was ich an Hoffnung, Glaube und Liebe in mir trug, konnte mir Kraft geben, wie die Wurzeln eines dicken, starken Baumes.

Während eines längeren Klinikaufenthaltes begann ich zu malen. Ich brachte meine Gefühle mit Stiften, Pinseln und Farbe zum Ausdruck und gestaltete „mein Bild". Es war plötzlich wie ein Spiegel, mit dem ich sprechen konnte. Indem ich meine eigenen Bilder betrachtete, setzte bei mir, ohne jegliche Beeinflussung von außen, ein Erkenntnisprozess ein, der mir einen aufschlussreichen Zugang zu meiner Seele (zu meinem Unbewussten) verschaffte. Eine indianische Weisheit sagt: „Die Hand ist das Werkzeug meiner Seele". Mich berührte, wie eindrucksvoll und aufschlussreich an meinen Bildern meine innere Befindlichkeit abzulesen war. Aus der Distanz zu ihnen trat so viel Unbewusstes hervor, das mir Aufschluss über meine körperliche und seelische Verfassung verschaffte. Bei mir selbst und auch bei anderen Teilnehmern bemerkte ich eine selbsttherapeutische Wirkung. „**Ich male – also bin ich**", aus dieser Erkenntnis ist der Arbeitstitel dieses Buches entstanden.

Diese Schlüsselerfahrung eröffnete mir vollkommen neue Wege. Sie war Motivation, mich in meinem nachfolgenden zweiten Studium, mit dieser Materie wissenschaftlich auseinanderzusetzen. In meiner Diplomarbeit „Kreative Kommunikation" ging ich der Frage nach, inwieweit durch schöpferische Arbeit (Zeichnungen, Malerei, Skulpturen) ein Dialog entstehen kann, sozusagen eine „Sprache der Seele". Bettina Egger drückt dies sehr zutreffend aus: „Bilder bilden die Sprache der Seele. Es ist eine Sprache mit Vokabular und Grammatik, man kann sie verstehen, sie ist lernbar. Es ist eine Sprache, die das Wesen des Menschen sichtbar macht und seiner Kreativität Ausdruck verleiht."[1] Gisela Schmeer, die sich als praktizierende Ärztin und Psychoanalytikerin seit vielen Jahren dem Thema Kunst und Therapie widmet, gelangt zu der Einstellung, dass die im Bild gezeigten Inhalte durch unbewusste Themenkomplexe geprägt werden. An das „Sichtbarmachen" des Ichs kann sich ein bewusstseinsbildender Prozess anschließen.

Aus diesem Mix zuzüglich meiner Erfahrung, meiner theoretischen Grundkenntnisse und ständiger Fort- und Weiterbildung eröffneten sich mir vollkommen neue Wege, die nicht nur beruflich, sondern auch privat mein Leben bereichert haben.

Mein Menschenbild als Heilpraktikerin für Psychotherapie, geprägt von dem Ansatz der Positiven Psychotherapie, ist ganzheitlich von positiver Grundeinstellung.

Während meiner Dozententätigkeit an der Wiesbadener Akademie für Psychotherapie lernte ich Prof. Dr. Peseschkian und dessen Ansätze der Positiven Psychotherapie kennen, die in sehr vielen Kulturen weltweit praktiziert wird. In der Akademie begegnete ich Frau Dr. Claudia Christ, die ihre „kreative Geschichte" im nachfolgenden Kapitel: „Zahnpasta, Deckweiß und andere Wege der Kreativität" schildert. Durch unseren regen Gedankenaustausch kam die Idee eines Buches zustande. Wir teilten beide immer wieder dieselbe Auffassung, dass die Ausbildung für Psychotherapeuten mit mehr kreativen und heiteren Inhalten (wie wir sie z.B. von dem Ansatz der Positiven Psychotherapie her kennen), ergänzt und bereichert werden müsste. Bis unsere Wunschvorstellung jedoch vielleicht dermaleinst in die Realität umgesetzt werden

[1] Egger, B.: „Bilder verstehen Wahrnehmungen und Entwicklung der bildnerischen Sprache", Bern 1984, S. 3

kann, planen wir Seminare und Fortbildungsveranstaltungen für theoriemüde, neugierige, kreativhungrige und entwicklungsmutige (Fach-)Leute.

Und sei es nur, um zu einer „kleinen inneren Ordnung“ aufzurufen, wie die nachfolgende Geschichte es beschreibt.

Der Regenmacher

In einem Dorf hatte es lange nicht geregnet. Alle Gebete und Prozessionen hatten nichts genützt, der Himmel blieb verschlossen. In der größten Not wandte sich das Dorf an den großen Regenmacher. Er kam und bat um eine Hütte am Dorfrand und um Brot und Wasser für fünf Tage. Dann schickte er die Leute zu ihrer täglichen Arbeit. Am vierten Tag regnete es. Die Menschen kamen jubelnd von ihren Feldern und Arbeitsplätzen und zogen vor die Hütte des Regenmachers, um ihn zu feiern und nach dem Geheimnis des Regenmachers zu fragen. Er antwortete ihnen: „Ich kann keinen Regen machen." „Aber es regnet doch", sagten die Leute. Der Regenmacher erklärte ihnen: „Als ich in euer Dorf kam, sah ich die äußere und innere Unordnung. Ich ging in die Hütte und brachte mich selber in Ordnung. Und als die Umwelt in Ordnung war, hat es geregnet."

(Nossrat Peseschkian, „Der nackte Kaiser oder wie man die Seele der Kinder und Jugendlichen versteht und heilt", Frankfurt am Main, Mai 2002)

3. Zahnpasta, Deckweiß und andere Wege der Kreativität

Die Entdeckung der Kreativität geschah schon früh in meinem Leben. Fasziniert war ich vor allem von Farben. Blütenblätter fielen mir insofern zum Opfer, als sie zermahlen und zu einem Farbbrei gerührt wurden. Mit diesem malte ich dann auf Papier oder auf verschiedenen Unterlagen, die meine Eltern mehr oder minder vor mir zu retten verstanden.

Eine kleine Anekdote aus dem Schulkunstunterricht muss ich hier zum Besten geben: Wir wurden auf Ordnung getrimmt und bekamen für das Vergessen von Deckweiß im Tuschkasten Punkte abgezogen. Meine nicht zwanghafte Ordnung veranlasste mich zur Kreativität, denn des Öfteren war die Zahnpasta ein hervorragender Ersatzstoff für das Deckweiß – und die Bilder rochen gut.

Es folgte dann in der Oberstufe die schon etwas professionellere Phase und ich begann, meine Zimmerwände und meine Kleidung zu bemalen. Aus alltäglichen Dingen wurde etwas Besonderes und ich konnte mich stundenlang meinen Ideen hingeben und diese „ausmalen“. Um mehr Handwerksfertigkeiten zu erlangen, belegte ich Kurse für Aquarellmalerei, Bauernmalerei, Glasmalerei und später Kaltnadelradierungen, speziell das Aqua tinta Verfahren. So war ich dann auch sehr stolz, dass einige meiner gestalterischen Produkte sich in Schulausstellungen wieder fanden.

In die Kreativität konnte ich mich zurückziehen, viele Ideen lebendig werden lassen und etwas Sichtbares produzieren. Manche entstandenen Bilder sind mir immer noch sehr greifbar in Erinnerung. Im Rückblick wurde ich gewahr, dass manche der frühen Bilder düster wirkten. Dies war in Anbetracht eines sehr katholischen Elternhauses, in dem das Thema „Schuld“ und „Sünde“ sowie das Motto „was sollen die Nachbarn denken“ zunächst sehr im Vordergrund standen.

Im Medizinstudium fiel mir auf, dass ich ein gutes fotographisches Gedächtnis hatte. Bilder und visuelle Eindrücke konnte ich mir hervorragend merken. Das isolierte „Faktenwissen“ war ohnehin nicht meines, und so fügte ich auf großen zusammengeklebten Blättern die einzelnen medizinischen Aspekte zusammen, bis ein für mich durchgängiges und logisches „Bild“ entstand. So war ich dann gut gewappnet für die unzähligen Prüfungen.

Im Kontakt mit den Patienten wurde dann immer deutlicher, dass nicht alle Sachverhalte oder Emotionen mit Worten beschreibbar sind. Für Erklärungen half oftmals eine kurze Zeichnung mehr als ein stundenlanges Gespräch. Auch waren Sinnsprüche oder Metaphern ein besseres Medium für schwere Beratungen als das nackte Wort, besonders in der Betreuung von Kindern, Krebskranken oder psychisch erkrankten Patienten.

Eine Anekdote aus meiner Zeit auf der Intensivstation möchte ich hier gerne einfügen: In einer kleinen Kunstgalerie kam ich mit einem älteren Mann ins Gespräch, der ein Bild für seinen kranken Sohn aussuchte. Wir gingen einige Bilder durch und fanden dann schließlich das geeignete. In einem meiner nächsten Dienste wurde ich auf die Station für Querschnittsgelähmte gerufen und entdeckte bei einem jungen Patienten das Bild aus der Galerie – ein Bild als verbindende seelische Unterstützung zwischen Menschen, die mehr ausdrücken wollen, als mit Worten möglich ist.

Wir brauchen Bilder im alltäglichen Leben. Bilder an den Wänden unserer Wohnung, Bilder auf der Arbeit, Urlaubsbilder, Bilder der Familie auf dem Schreibtisch, Postkarten, Bilder oder Skulpturen als Mahnmale, Bilderbücher, Piktogramme, die Liste lässt sich unendlich fortführen.

Mein eigener Weg führte mich weiter von der Inneren Medizin und Intensivmedizin zur Psychosomatik und Psychotherapie. In diesem Bereich lernte ich viele Sprachen der Seele kennen und ich entdeckte das kreative Arbeiten mit den Patienten, um diese ohne gesprochene Worte zu verstehen. Manche Gefühle sind nicht in Worte zu kleiden, sie finden keinen Ausdruck in unserer gelernten Sprache. Worte würden diesen Gefühlen nicht gerecht, und manchmal wären Worte zu grausam, um sie auszusprechen. Gerade mit schwer traumatisierten Patienten lässt sich ein besserer Dialog über das Medium Bild oder Kreativität finden. So hat mich diese Faszination bis heute gefangen gehalten, und ich traf in meiner Kollegin Ute Schmitz-Welkenbach auf eine begeisterte Mitstreiterin. – Gemeinsam hatten wir die Idee, dieses Buch zu verfassen.

(Dr. Claudia Christ)

4. Kinder unserer Zeit

Jede Gesellschaft zeigt ihre spezielle Eigenart, indem sie gewisse Entwicklungen zulässt oder vernachlässigt. Die individuelle Entwicklung der derzeit heranwachsenden Generation ist einerseits hervorragend wie zu keiner anderen Zeit unserer Geschichte – so scheint es. Aber sind die Anforderungen an Eltern und Kinder andererseits nicht noch größer geworden? Werden Eltern und Erzieher nicht immer unmündiger, weil Pisa-Studien und andere Leistungsvergleiche einen unglaublichen Wettbewerbsstress auslösen, der den Neigungen der Kinder immer weniger gerecht wird? Kinder sind unsere Zukunft und unsere Hoffnung. Aber wenn wir sie ausschließlich zu leistungsstarken, funktionierenden Wesen im materiellen und funktionalen Sinne erziehen, machen wir uns zum Instrument menschlicher Verfehlung, weil wir Raum und Zeit einer schöpferischen Entwicklung missachten und immer mehr rationale anstatt emotionale Werte fördern. Während die typischen Kinderkrankheiten durch Impfungen rückläufig sind, nehmen andere Beschwerden zu, vor allem Allergien, Hauterkrankungen, Asthma usw. Verhaltensauffälligkeiten häufen sich und werden pathologisiert. Das so genannte Aufmerksamkeitsdefizit-Hyperaktivitätssyndrom (ADHS), ist ein ganz neues Krankheitsbild und wird meist medikamentös behandelt. Diese „Krankheit" macht regelrecht Karriere. Depressionen und Essstörungen nehmen bei Kindern rapide zu. Hier wäre dringend psychotherapeutische Hilfe angesagt, die leider nicht immer parallel verordnet wird.

Wenn wir diese Entwicklung zulassen, führt das immer weiter aus der Balance in die Verunsicherung und schließlich in die Krankheit. Ein labiles Ich ist äußerst manipulier- und verführbar. Ungestillte Bedürfnisse und Wünsche machen – solange sie unbewusst bleiben – anfällig für Abhängigkeiten jeder Art. Auf der Suche nach (imaginärer) Wunscherfüllung manifestieren sich dann materielle und immaterielle Süchte, ein Phänomen, das in der modernen Gesellschaft immer weiter um sich greift.

5. Unsere Psyche

Der Begriff „Psyche" stammt aus dem Griechischen und bedeutet „Hauch", „Leben", „Seele". Er bezeichnet das seelisch-geistige Leben des Menschen.

In der antiken Kunst wurde die Seele oft als Vogel oder Schmetterling dargestellt.

Alle seelischen unbewussten und bewussten Vorgänge des Erlebens und die Verarbeitung von Eindrücken nennt man psychische Vorgänge, im Unterschied zu allen physischen Vorgängen, die auf rein körperliche Funktionen bezogen sind. ***Für unsere Gedanken und Gefühle gibt es keine Ersatzteile.*** Unser Handeln hängt davon ab, wie und was wir fühlen und denken. Eine „heile Seele" bringt gesunde Gedanken hervor.

Wir sind im Gleichgewicht, wenn Fühlen, Denken und Handeln übereinstimmen.

Im Laufe unseres Lebens ereignen sich jedoch Dinge, die uns aus der Bahn werfen. Sowohl körperliche als auch seelische Gebrechen beeinflussen so unsere Existenz. Es gibt kein menschliches Leben ohne Leid, Verletzungen oder Krankheit.

Jede einzelne Lebenserfahrung prägt uns, insbesondere jene, die sich in der Kindheit ereignet. Hinzu kommt unser genetisches Erbe. Zur immer wieder aktuellen Frage, in welchem Verhältnis unsere Gene und unsere Umwelterfahrungen zueinander stehen, gibt es immer wieder neue wissenschaftliche Ergebnisse, doch eine genaue Statistik wird hier wohl nie erstellt werden können.

Über unsere Psyche gibt es inzwischen viele Untersuchungen und Ansätze, die der Therapie hilfreich zur Seite stehen. Jedoch kann man sie nicht einfach wie andere menschliche Organe behandeln, operieren oder entfernen, weil sie nicht fassbar ist. Wir wissen jedoch, dass sie im menschlichen Körper von Beginn an existiert. Selbst pränatale Untersuchungen lassen vermuten, dass Gefühle schon vorhanden sind und persisieren.

Inzwischen ist es auch unumstritten, dass viele Erkrankungen psychische Ursachen haben. Dieser Aspekt wird leider immer noch in vielen Fällen außer Acht gelassen, weil vielen Schulmedizinern der Umgang damit zu wenig vertraut ist und sie deshalb seelische von körperlichen Krankheiten trennen.

Das derzeitige Gesundheitssystem mit seinen zeitlichen Zwängen bietet zudem noch weniger Raum für eine vertrauensvolle, einfühlsame Atmosphäre bei schulmedizinischer Behandlung. Diese Kompetenz der Seelenfürsorge wird deshalb an Fachpersonal, Psychiater und Psychotherapeuten weiter- bzw. abgegeben.

Man kann weder Zuwendung noch Beziehung verordnen und Empathie schon gar nicht. Mit „rationalen Instrumenten" konnte noch keine verletzte Seele geheilt werden. Ebenso schwer ist es festzulegen, in welchem Zeitrahmen seelische Heilung zu erfolgen hat. Dies ist individuell sehr verschieden. Manche Menschen benötigen ein Leben lang Unterstützung.

Die menschliche Seele braucht in erster Linie **Ausdruck**, um Erlebnisse angemessen verarbeiten zu können. Hierzu braucht sie Raum, Zeit und vor allem Vertrauen und Verständnis. Sowohl traurige Gefühle als auch Aggressionen sollten gelebt werden dürfen. Bei vielen Menschen ist es ein monate- bis manchmal jahrelanger Prozess, bis sie diese zum Teil selbstzerstörerischen Impulse bremsen und sich selbst erlauben können, sie auszudrücken. Gefühle werden verdrängt, weil es anderen Menschen und sich selbst unangenehm sein könnte, wenn sie geäußert würden. So entstehen Neurosen, psychosomatische Erkrankungen, Depressionen, Süchte und Psychosen, die größtenteils, wenn sie zum Ausbruch kommen, medikamentös behandelt werden.

Wo dürfen sich Menschen in der heutigen Zeit noch beklagen?
Wem dürfen sie in einer Welt von Anonymität ihr Herz ausschütten?

Überall entstehen Wellness- und Fitnessstudios, doch wo gibt es einen Sorgentrainer, einen modernen Beichtstuhl, ein Aggressionsgerät oder einen Seelentröster? Das Fernsehprogramm der Hellseher und Astronomen läuft rund um die Uhr auf Hochtouren und kostet den Sender keinen Pfennig, weil es sich ausschließlich durch die hohen Telefonkosten der Anrufer finanziert. Die anonyme Lebensberatung im Minutentakt entspricht dem Geist unserer Zeit.

Mir liegt es am Herzen, den Menschen, besonders den Kindern, wieder mehr Raum und Gelegenheit für ihren Ausdruck zu geben. Die primäre Ausdrucksmöglichkeit ist die Sprache. Eine weitere Alternative, die tiefer liegenden Schichten zu äußern, ist das Malen. Ein Bild spricht seine eigene Sprache. „Die Hand ist das Werkzeug meiner Seele" (S.9) drückt dies entsprechend aus, wenn man den Ausdruck der Bilder und die Symbolik darin lesen und verstehen kann.

Von daher wünsche ich mir, dass meine Erfahrungen weitergegeben und auch weiter entwickelt werden können. Es ist nicht sehr sinnvoll, klinische Einrichtungen mit kunsttherapeutischen Räumen auszustatten, ohne dass Ärzte und Therapeuten mit dem Ausdruck von Bildern oder Skulpturen entsprechend umgehen können. Sonst bliebe es eine Art von „Beschäftigungstherapie", die zwar im Prozess entlastend wirken kann, ansonsten aber nur wenig zur weiteren Entwicklung und Heilung des Patienten beiträgt. Diese Art von Therapie hat bereits im vorigen Jahrhundert in psychiatrischen Privatkliniken stattgefunden. Man nannte sie „Art brut", die rohe Kunst der „Irren", die nach zeitgemäßen Wertmaßstäben der Kunst beurteilt wurde.

Vor dem Hintergrund zahlreich entwickelter psychologischer und medizinischer Kenntnisse und Ansätze, sei es der analytische, der systemische oder der verhaltenstherapeutische Grundgedanke, haben wir heute die Möglichkeit, auch vermehrt kreative Ansätze zu integrieren, die bislang noch im Schatten-Dasein der kassenärztlichen Zulassung schlummern.

Ich hoffe, dass in diesem Umfeld auch die Sprache der Bilder wieder auf größeres Interesse stoßen wird. Verdient hätte sie es.

„Die Kunst ist eine Vermittlerin des Unaussprechlichen,
darum erscheint es eine Torheit, sie wieder durch Worte vermitteln zu wollen.
Doch indem wir uns bemühen, findet sich für den Verstand so mancher Gewinn,
der dem ausübenden Vermögen auch wieder zugute kommt."

(Goethe)

II. Was hat Kunst mit seelischer Gesundheit zu tun?

Im Sinne Goethes schöpfen wir aus dem inneren Raum unsere Bilder und Gefühle. Diese bestimmen unsere Wahrnehmungen, prägen unsere Verhaltensweisen und gestalten unseren Zugang zur äußeren Welt.

Der Mensch in der Frühzeit lebte sehr viel stärker in seinen Bildern als heutzutage. Ursprünglich konnte sein „Ich" die Herkunft der Bilder nicht unterscheiden. Außen- und Innenwelt wurden miteinander vermischt, so dass Welterfahrung und Innenerfahrung zusammenfielen. Der Mensch lebte in einem Stadium, in dem die innere Realität noch behandelt wurde wie die äußere.

Im frühen Mittelalter waren die Strömungen zwischen Bild und Begriff an metaphysische Gesichtspunkte gebunden. Es gab eine regelrechte „Bild-Verehrung", die jedoch ausschließlich an bestimmte Glaubensrichtungen gebunden war. Verletzte man diese Glaubensrichtung, war dies eine Bedrohung der politisch-religiösen Machtposition. Zeitweise wurde deshalb ein Bilderverbot verhängt: *„Verflucht sei, wer ein geschnitztes oder gegossenes Bild macht, einen Greuel für den Herrn" (5. Buch Moses).*

Aus dieser Haltung heraus spricht die Angst, dass die Bilder eine andere Glaubensrichtung hervorbringen oder sich gegen die vorgegebene Machtposition bildlich auflehnen könnten. Das Bild war also zur „Sprache" geworden. Noch heute existieren solche Ängste in sehr radikalen Glaubensrichtungen, wie z.B. dem Islam. Man denke z.B. an die Karikatur über den Islam, die kürzlich weltweit für Aufruhr gesorgt hatte. Andererseits sind wir geradezu einer Bilderfülle hilflos ausgesetzt, die von Medien und Werbung genutzt wird. Diese äußere Überflutung führt jedoch zu einer ständig zunehmenden Entfremdung gegenüber der Bilderwelt in uns selbst.

Gegenwärtig dominieren vorwiegend der Intellekt und das Rationale zugunsten des bildlosen Denkens den Menschen. Die psychologische Erfahrung zeigt uns allerdings, dass eine einseitige Entwicklung zu Störungen der Grundfunktionen des Menschen führt, die seine Ganzheit infrage stellt.

Wenn nur der Intellekt dominiert, bleibt die emotionale Entwicklung auf der Strecke. Es kommt zu einem ambivalenten oder abgespaltenen Zustand. „Armer Mensch, an dem der Kopf alles ist." (Goethe)

Die wirksamsten und nachhaltigsten Anstöße zu einer neuen Wertschätzung des Bildes und damit zugleich des anschauenden, symbolverstehenden Denkens sind in der jüngsten Vergangenheit vor allem von dem Psychoanalytiker C.G. Jung ausgegangen. Durch seine Forschung sind wir um ein Vielfaches in psychoanalytischer Hinsicht bereichert worden. Ihm werden Sie in meinen nachfolgenden Ausführungen öfter noch begegnen.

Die Methode des Malens ist in der künstlerisch-psychotherapeutischen Arbeit hervorragend geeignet, um emotionale Störungen aufzuspüren und zu heilen.

Denn das, was dem Patienten fehlt und ihn **ein**seitig macht, drängt sich ihm im Bild regelrecht auf. Die unbewussten Inhalte finden hier in der Gestaltung eine Möglichkeit, sich zu realisieren und vom Bewusstsein integriert zu werden.

Betrachtet man ein Kunstwerk als ein von „Künstlerhand geschaffenes Werk", so stehen ästhetische bzw. wertende Kriterien im Vordergrund. Eine Kreativität, die sich nur auf möglichst originelle Produktherstellung bezieht, wäre für ein auf den ganzen Menschen und sein persönliches Umfeld bezogenes Handeln zu wenig. Stellt man jedoch das „Schöpferische" als Ausdruck der Person in den Vordergrund, so nimmt ein Kunstwerk oder ein Bild Gestalt an und kann als Medium zwischen Betrachter und „Künstler" verstanden werden – sozusagen als „Helfer für eine andere Sprache". Das Produkt steht für die Person und ihre authentische Äußerungsmöglichkeit und kann deshalb nicht nur von Wahrnehmungen und vom Geschmack her beurteilt werden.

Ein Mensch malt, vor Begeisterung wild,
drei Jahre lang an einem Bild.

Dann legt er stolz den Pinsel hin
und sagt: „Da steckt viel Arbeit drin."

Doch damit war`s auch leider aus:
Die Arbeit kam nicht mehr heraus.

(Eugen Roth)

1. Die ersten Malversuche

Häufig sind die ersten Worte meiner Klienten: „Aber ich kann doch gar nicht malen." Ich erlebe Menschen, die verängstigt vor sich selbst stehen und sofort einen Leistungsdruck verspüren, wenn sie irgendetwas machen sollen, das für sie ungewohnt ist. Sie haben Angst. Angst, bewertet, verurteilt, nicht ernst genommen oder sogar ausgelacht zu werden. Sie fühlen sich wie in einem fremden Land, dessen Sprache sie nicht beherrschen – unsicher, fremd, unbehaglich.

Ich antworte dann: „Sie können doch sicher auch sprechen, nicht wahr?" So wie jedes Kind sprechen lernt, lernt es auch malen. Es nimmt einen Stift in die Hand, um sich auszudrücken, es taucht seine Finger in die Farben, um lustvoll seine Kreativität auszuprobieren. Es entstehen Kleckse, Kritzelgebilde, Kreise, Formen und später Figuren wie Kopffüßler und Tierformen.

Erst in der Schule werden Bilder bewertet. Je nachdem, welcher Wert ihrer Kreativität beigemessen wird, entwickelt sie sich weiter oder bleibt in diesem kindlichen Stadium stehen. Deshalb wirken Bilder von Erwachsenen oft sehr kindlich.

Wenn sich obendrein der negative Glaubenssatz eingeprägt hat: „Du hast kein Talent", wird dies als negative Introjektion gespeichert. Diese Menschen haben den

Zugang zu ihrer eigenen Kreativität verloren, als begonnen wurde, sie durch andere zu bewerten statt zu fördern. Ein „Künstler" im herkömmlichen Sinne ist in erster Linie **aus-gebildet**, jedoch nicht **ein-gebildet**. Unter **Ausbildung** verstehen wir das Erlangen von bestimmten Fähigkeiten, die sowohl im kognitiven als auch im manuellen Bereich liegen können und den Menschen zur Ausübung eines Berufes oder der persönlichen Bereicherung befähigen.

Unter **Einbildung** versteht man im volkstümlichen Sinne „der ist aber eingebildet", dass jemand in seiner Selbsteinschätzung überzogen ist. In Wirklichkeit bildet er sich jedoch eine andere Identität ein, um nach außen hin Anerkennung zu finden. Von der Einbildung zur Selbstbildung ist es manchmal eine lange Strecke. Der schöpferische Malprozess, der nach Ausdruck drängt, kann zu einem Wegbegleiter werden, seine wahre Identität zu finden.

Der Vers von Eugen Roth verdeutlicht, dass nicht das Produkt allein die Kunst ist, sondern der Weg dorthin manchmal viel beachtenswerter ist. Denn der ist entscheidend!

Wenn man versteht, wie viel Entwicklung, Entfaltung bis hin zur Selbst-Bildung, vielleicht sogar bereits Heilung während dieses Prozesses geschehen kann, ist das Endprodukt zweitrangig. Kunst im therapeutischen Kontext ist also anders zu verstehen als die Kunst, die man im ästhetischen Sinne betrachtet.

In der Kunst- bzw. Kreativtherapie steht im Vordergrund der Mensch mit dem, was er zum Ausdruck bringen möchte, ob unbewusst oder bewusst, nicht aber das Produkt.

Es gibt in der Therapie weder Konkurrenz noch Bewertung. Es entsteht etwas Schöpferisches, das Licht und Schatten zutage bringt, selbst wenn es nur ein winzig kleiner Punkt auf dem Papier ist. Unbewusstes taucht auf, das verdrängt, aber nicht verdaut wurde. Emotionales kann über die nonverbale Schiene ausgedrückt werden, Ungelöstes kann zum Vorschein kommen, wie Dinge, die noch erledigt und bearbeitet werden wollen. Selbstgestaltung durch Malen bedeutet im therapeutischen Sinne Selbstfindung, Entwicklung und Individuation, weil aus der Tiefe „geschöpft" werden kann. Ein wesentlicher Punkt dabei ist die Gestaltung des Ich. Die Gestaltungsarbeit, die unserem übergeordneten Ich, unserem Selbst zugrunde liegt, ermöglicht es uns, in das Zentrum unserer Person vorzudringen, sich ins Sichtbare zu verdichten und dies von Bild zu Bild deutlicher zu machen.

Im kreativen Ausdruck ruht quasi der Kopf – er wird automatisch für eine Weile ausgeschaltet und darf entspannen. Der Malprozess selbst kann bereits „Heilen" im Sinne von Spannungsabfuhr bedeuten. Der weitere Prozess des Betrachtens im Sinne der Selbstwahrnehmung, der Dialog und die Kommunikation mit einem geschulten Therapeuten können wegweisend zur weiteren Entwicklung und Entfaltung der Persönlichkeit des Patienten sein.

*„Das Herz hat seine Gründe,
von denen der Verstand nichts weiß."*

(Blaise Pascal)

2. Tausche Kopf gegen Bauch

Das Denken, Erklären und Analysieren beherrscht unseren Alltag immer mehr. Wir wollen Fakten, Zahlen, Nachschlagewerke, Bilanzen und die jährliche Steuererklärung. Frühmorgens um sechs Uhr klingelt der Wecker, exakt auf die Minute eingestellt, der Kaffee beginnt dank der Zeitschaltuhr durch die Maschine zu fließen, ebenso springt das Radio an, um uns mit den Nachrichten des Tages zu versorgen. Schnell werden die Kinder geweckt und zum Anziehen ermahnt. Ein häufig hektisches Frühstück, obendrein ernährungsphysiologisch eher ungesund, beruhigt das schlechte Gewissen der Eltern. Nun ist es Zeit, die Ranzen zu schultern, um pünktlich in die Schule zu kommen.

Vom Tagesablauf sind jetzt erst ca. zwei Stunden vergangen, und die nächsten Termine folgen. Der Sinnspruch „Arbeit ist das halbe Leben" lässt sich steigern in „Arbeit ist fast das ganze Leben". Und das ist schnell vorbei.

Wer kennt es nicht? Auf dem Weg zur Arbeit führt Herr Mustermann die ersten Telefonate, um Zeit zu sparen. Durch die Errungenschaft des GPS wird er von einer geduldigen Frauenstimme zum Zielort gebracht, so dass er sich anderweitig beschäftigen kann. „Bitte biegen Sie jetzt links ab, jetzt links. Sie haben Ihr Ziel erreicht."

Im Büro warten dann unzählige e-Mails auf sofortige Beantwortung, die mehr oder minder sinnvoll sich im Outlook eingeschmuggelt haben. Meetings, Krisensitzungen, Qualitätsseminare, Fortbildungen usw. – die Liste lässt sich beliebig verlängern – lösen einander ab.

Die erlaubten Dopingmittel sind Kaffee bis zum Herzrasen, Süßigkeiten bis zur Fettleibigkeit und die erfolgsabhängige Honorierung. „Herr Mustermann, wir hatten doch eine Zuwachsrate von 10% vereinbart. Da wird das wohl nichts mit Ihrem Urlaub!" Nur zu dumm, dass dieser genau die Belohnung für seine Frau war, die eine unendliche „Es-wird-später-Schatz"-Geduld an den Tag gelegt hat.

Der Musterfrau, die selten eine „Nur-Hausfrau" ist, ergeht es nicht anders. Neben ihrem Job kümmert sie sich um die Koordinierung der Kinder-Termine, wie z.B. Reiten für Scarlett, Basketball-Training für Maximilian, Nachhilfe für beide... und der Elternabend steht auch vor der Tür. Morgen hat Scarletts Freundin Eleanore noch Geburtstag, deren Eltern Vorstand im Tennisverein sind – da wird man sich doch hinsichtlich des Geschenkes nicht lumpen lassen.

Zu Hause wartet nicht die geputzte Wohnung, sondern es herrscht das Chaos. Die polnische Putzfrau hat gekündigt. So nebenbei läuft der Einkauf in einer unserer bekannten Billig-Ketten, so dass die Produkte in den Kühlschränken der Haushalte sich auf eigentümliche Weise ähnlich sind.

Fast hätte die Musterfrau es vergessen, die Hemden ihres Mannes von der Reinigung zu holen, aber in letzter Sekunde hat es doch noch geklappt.

Wieder zu Hause, schrillt das Telefon, nein es schrillt nicht mehr, sondern bringt einen der zahlreichen individuellen Klingeltöne hervor. Egal, welcher Ton, die Schwiegermutter ist dran und kündigt den Besuch für das Wochenende an...

Bevor Sie, liebe Leserin, lieber Leser, jetzt um Atem ringen und Ihr Herz schneller klopft, legen Sie bitte eine kurze Pause ein.

PAUSE

Wenn wir das Gelesene auf uns wirken lassen, kommen Gefühle der Hektik, des Übermaßes, aber auch Gefühle des „Versagen-Könnens" oder des „Wie-soll-ich-das-schaffen" hoch.

Und wenn wir uns noch etwas Ruhe gönnen, so kann sich langsam der Bauch Gehör verschaffen und Fragen an uns stellen. Vielleicht könnten die Fragen so lauten:

Wie lange schon wollte ich dem Chef sagen, dass ich das Arbeitspensum ohne einen weiteren Mitarbeiter nicht schaffen kann?
Hat mein Sohn nicht diese Woche noch Geburtstag?
Wann haben wir einen Sonntag gemeinsam verbracht?
Bleibt mein Mann am Mittwoch nicht ständig länger im Büro?

Wie viel Aufmerksamkeit widmen wir eigentlich noch unserer inneren Stimme? Der Volksmund beschreibt es schon seit langer Zeit, wo der eigentliche Sitz der Gefühle ist. Wer kennt nicht auch einige der Volksweisheiten, die in der psychotherapeutischen Arbeit mit Menschen und auch im kreativen Ausdruck eine Anwendung finden?

Zu folgenden Beispielen werden Sie sicher einige hinzufügen können:

„Mir geht es zum Kotzen."
„Ich habe Schiss."
„Ich habe Wut im Bauch."
„Ich habe es satt."

Im Geo-Magazin (11/00) wird in dem Artikel „Wie der Kopf den Bauch bestimmt" auf verständliche Weise das Zusammenspiel zwischen Kopf und Bauch beschrieben.

„Der Sitz der Gefühle liegt im Zentrum des Körpers. Dort, wo Aufregung ‚Schmetterlinge flattern' lässt, wo Ärger ‚auf den Magen' schlägt". Der Bauch mit seinem ausgeklügelten Verdauungssystem besitzt ein Gehirn.

Die Eingeweide sind umhüllt von mehr als 100 Millionen Nervenzellen, mehr Neuronen als im ganzen Rückenmark zu finden sind. Dieses „zweite Gehirn" ist quasi ein Abbild des Kopfhirns. Zelltypen, Wirkstoffe und Rezeptoren sind exakt gleich.

Was aber macht dieses zweite Gehirn? Denkt und fühlt es? Erinnert es sich?

Psychische Prozesse und das Verdauungssystem sind eng miteinander verwoben. Das Bauchhirn spielt eine große Rolle bei Freud und Leid.

Was dem Hirn geschieht, bleibt dem Bauch nicht verborgen. Bei Alzheimer- und Parkinson-Patienten findet sich häufig der gleiche Typ von Gewebsschäden im Kopf wie im peripheren Hirn. Auch bei BSE, dem „Rinderwahn", ist der Darm extrem befallen.

Der identische Zell- und Molekülaufbau erklärt ebenfalls, warum psychiatrische Medikamente für den Kopf auch auf den Darm wirken und umgekehrt körpereigene Stoffe als Pharmaka im Gespräch sind. Sekretin etwa, ein Verdauungshormon, wird als Arznei getestet, die möglicherweise autistischen Kindern helfen kann. Ein bekanntes Migränemittel beruhigt hochaktive Eingeweide. Betäubungsmittel können Entzündungen im Magen-Darm-Trakt in Schach halten, Antidepressiva bewirken umgekehrt Verdauungsstörungen.

Das Bauchhirn entwickelt seine eigenen Neurosen, z.B. das Reizdarmsyndrom. Erst vor kurzem stellten Forscher fest, dass weitaus mehr Nervenstränge vom Bauch in das Gehirn führen als umgekehrt: 90 Prozent der Verbindungen verlaufen von unten nach oben. Die meisten Botschaften vom Darm sind allgegenwärtig, wir nehmen sie nur nicht bewusst wahr – außer den Alarmzeichen wie Übelkeit, Erbrechen oder Schmerzen. Aber gerade die unbewussten Signale vom Bauch zum Hirn sind voller biologischer Bedeutung.

Normalerweise sind die Impulse aus dem Darmtrakt in das Gehirn und dort insbesondere in das limbische System, welches für die Verarbeitung von Gefühlen zuständig ist, gedämpft. Wer könnte es auch aushalten, dass jede kleinste Verdauungsregung z.B. als Ärger oder Angst im limbischen System ankommt.

Wenn wir alle Aktionen des Bauches mitbekämen, würden wir vermutlich verrückt werden. Ignoranz als Segen: Gesunde merken nicht, was unten abgeht. Bei Patienten mit Reizdarmsyndrom funktionieren diese Schutzmechanismen beispielsweise nicht mehr. Ihre Wahrnehmungsgrenze für negative Bauchgefühle ist somit herabgesetzt. Deshalb kommt bei ihnen alles Unwohlsein, jede Darmbewegung, jedes Gluckern, jeder negative Impuls, aller Ärger und Schmerz ungefiltert im Bewusstsein an. Ähnliche Veränderungen in der Gehirnaktivität haben Forscher auch bei Patienten mit Depressionen und Angstzuständen gefunden.

Wie kann eine so wichtige Schutzbarriere der Psyche fallen? Ungebremste Stresseinflüsse scheinen die Hauptursache zu sein. Notsituationen, wie Schmerzen oder Prüfungsängste fühlen Menschen auch in der Leibesmitte: Wenn die Zentrale im Kopf bewusst oder unbewusst die Last von Anspannung und Furcht wahrnimmt, dann ruft sie den Satelliten im Bauch über spezialisierte Immunzellen im Darm. Diese schütten Entzündungsstoffe wie Histamin aus, die Nervenzellen im Verdauungsorgan sensibilisieren und aktivieren. Diese letztendlich veranlassen die Muskelzellen, sich zu kontrahieren – Krämpfe oder Durchfall sind die Folge.

Früherer Lebensstress ist übrigens eingebrannt in Gehirn und Bauch und bestimmt die Sensibilität der Darm-Hirn-Achse für das ganze Leben.

Ehemalige Erfahrungen des Darms können die „Persönlichkeit" beider Gehirne beeinflussen. Exzessive und lang anhaltende Furcht hinterlässt Spuren nicht nur im Kopf, sondern auch im Intestinaltrakt, wie Tierexperimente erwiesen haben.

Als Resultat postulieren Forscher eine „Emotions-Gedächtnis-Bank" im Kopfhirn, die alle hoch gesendeten Reaktionen und Daten des Bauches sammelt. Etwa jene unangenehmen Reaktion bei stark beängstigenden Situationen. Aber auch biologische Chiffren der Vorfreude, wie die harmlosen Schmetterlinge im Bauch oder irritierende Ablehnung beim Augenkontakt mit bestimmten Zeitgenossen.

Den ganzen Tag über erzählt der Bauch dem Kopf Geschichten, neue und alte, die wir als Inhaber nicht in Worte fassen können. Uns sind diese Geschichten ja in der Regel nicht bewusst – wie könnten wir sie dann erzählen?

Auf die ganz einfache Frage „Was fühlen sie im Moment?", antworten Menschen meistens mit einem langen Konstrukt von ineinandergreifenden Argumenten. Die Frage, die eigentlich auf der Ebene des „Bauchhirns" angesiedelt ist, wird mit dem Kopfhirn beantwortet und ist somit von unseren gespeicherten Regeln beeinflusst.

Der Zugang zu dem Ursprung unserer Gefühle, unserer Emotionen, ist bei den meisten Menschen (auch bei Kindern) schon häufig versperrt.

Wir nehmen Gefühle wie Wut, Enttäuschung, Freude und Angst unterschwellig wahr und beachten diese erst, wenn sie zu Bauchschmerzen, Herzrasen und Verstopfung geworden sind. Leider ist dann die Ursache nicht mehr in Bezug zu setzen zu den Symptomen. Daher ist es für viele Patienten schwer verständlich, warum der Ärger über den Chef drei Wochen später Bauschschmerzen verursachen soll.

Mit dem Symptom „Bauchschmerzen" wenden sich dann die Leidenden an den Arzt, der im Geiste schnell alle Krankheiten durchgeht, die Bauchschmerzen verursachen können, und eine Latte an diagnostischen Maßnahmen parat hat.

Von der Blutabnahme zur Gastroskopie zur Sonographie – so führt der übliche Weg durch den medizinischen Gerätepark. Die Diagnose am Ende lautet dann: „ohne Befund". „Möglicherweise, Herr Mustermann, ist das nur psychisch."

Diese Worte „nur psychisch" sind eine absolute Killerphrase in der ärztlichen Kommunikation.

Zum einen ist in dem Wort „nur" eine Herabwürdigung enthalten, so als wäre die Psyche gegenüber dem Körper minderwertig. Zum anderen hat das Wort Psyche einen Beigeschmack der „Krankheit für Weicheier". Das ist ja nichts wirklich Ernstzunehmendes, Frauen können das haben, aber es ist keine richtige „Männererkrankung". An diesem Punkt geht der Hilfesuchende Herr Mustermann nach Hause, ärgert sich nach wie vor über den Chef und kommt nach zwei Monaten wieder zum Arzt mit heftigeren Bauchschmerzen. Und siehe da, nun lautet die Diagnose: Magengeschwür!

Dem Himmel sei Dank! Jetzt kann die Medizin therapieren, kontrollieren und eine Diagnoseverschlüsselung durchführen. Der Ursprung, der zu den Bauchschmerzen geführt hat, nämlich die nicht geäußerten und unterdrückten Gefühle, verschwindet immer mehr im unfühlbaren Bereich.

Dieser Kreislauf „Beschwerden – Medizin – Schmerzen – Untersuchungen – Medizin – Beschwerden – Operation – Beschwerden" kann lange gehen, im Durchschnitt ca. sieben Jahre, bis sowohl die Medizin als auch der Patient bereit sind, sich mit den Ursachen auseinander zu setzen. Um diesen Einstieg zu erleichtern, geht Herr Mustermann auch nicht zur Psychotherapie, sondern zum „Coaching".

Als Coach oder Psychotherapeut muss man dann lange graben, bis die versunkenen Ereignisse und die dazugehörigen Gefühle gefunden werden. – Ein langer Weg, der sich lohnt.

Durch dieses kleine Beispiel wird deutlich, dass Herr Mustermann logische und rationelle Argumente ausreichend kennt. Sein Kopfhirn ist trainiert, das Bauchhirn verkümmert. So wird der Fokus einer Therapie darauf liegen, den Bereich der Gefühlswahrnehmung zu stärken. Durch rein rationelle Gespräche wird dieses nicht gelingen können. Es empfiehlt sich daher, mit Elementen zu arbeiten, die das „Bauchhirn" laut werden lassen (wie z.B. das Psychodrama oder die Kunsttherapie).

Peter K., Bankvorstand

Mir ist ein Patient noch deutlich vor Augen, über den ich kurz berichten möchte. Peter K., Vorstand einer großen Bank, kam wegen zunehmender körperlicher Beschwerden, vor allem Herzrasen und Herzrhythmusstörungen, in meine Sprechstunde.

Neben den körperlichen Untersuchungen wurde er aufgefordert, einen Lebenslauf zu schreiben. Dieser erreichte eine Länge von über 32 Seiten. Zudem hatte er den gesamten Diagnoseschlüsselkatalog für psychische Erkrankungen abgeschrieben und immer dort eine Markierung gesetzt, wo er Zusammenhänge mit sich sah. Herr K. war ein eloquenter Erzähler, verstummte aber auf Fragen nach seinem Gefühl. Wir nahmen uns statistische Kurven und Diagramme zu Hilfe, auf denen er seinen Gefühlszustand sozusagen als „Dax-Index" einzeichnete. Diese Variante war ihm aus der Arbeit wohl vertraut. Es wurde im Laufe der Therapie deutlich, dass er sich komplett von seiner Familie entkoppelt hatte und nur im Sinne der Arbeit funktionierte. Seine Gefühlswelt konnte er zunächst verbal überhaupt nicht äußern, durch die Verschiebung seiner „Gefühlskugeln" auf den statistischen Diagrammen war jedoch ein Zugangsweg zu seinem Bauchhirn gefunden. Er konnte im Verlauf der Therapie dann auch Bilder zeichnen, z.B. mit dem Thema „Was liegt ihnen auf dem Herzen? (Welche Situationen, welche Menschen liegen darauf und verursachen die Herzattacken?)" Der Bereich der kreativen Therapie lässt die Gefühle und das Unbewusste visuell erscheinen, was durch Worte nicht zu vollbringen ist. An Hand der während der Therapie kreierten Bilder, die den Vorteil haben, dass sie aufgehoben werden können und ein Weiterarbeiten daran möglich ist, können Gefühle ohne Worte „verbalisiert" werden.

Herr K. nahm nach einiger Zeit der Zusammenarbeit ein Jahr berufliche „Auszeit" und widmete sich seiner Familie.

(Dr. Claudia Christ)

Gesellschaftliche und geschlechtsspezifische Aspekte.

In unserer westlich orientierten Kultur herrscht der rationale Verstand meist über den emotionalen Verstand. Abgesehen von wirtschaftlichen Aspekten, die mit ihren Umwelteinflüssen den Menschen prägen, sind auch die traditionellen, familiären und religiösen Gewohnheiten von außerordentlicher Bedeutung für die Persönlichkeit des Menschen. In unserer zivilisierten Welt stehen sachlich argumentative Handlungen zur menschlichen Orientierung im Vordergrund. Sie bestimmen nach gewissen funktionalen Gesetzmäßigkeiten unseren Alltag. Wir wundern uns ja oft über die Herzlichkeit und Wärme, die in anderen Kulturen herrscht, obwohl es sich um die „arme Bevölkerung" handelt. In der dritten Welt z.B. sind Empfindungen bzw. Sinneswahrnehmungen wie „Hören, Sehen und Fühlen" lebensnotwendig und daher schärfer ausgebildet und überliefert. Hierzulande werden Intuition und Emotion eher gering geschätzt und mit Regeln verriegelt. In unserer leistungsorientierten Gesellschaft stehen z.B. die Unterbringung und nicht das Wohlbefinden von Säuglingen und Kleinkindern im Vordergrund. Ich möchte diese Thematik jedoch nicht weiter ausführen, weil sie den Rahmen dieser Arbeit sprengen würde. Zum allgemeinen therapeutischen Verständnis erscheint mir dieser kleine Exkurs an dieser Stelle jedoch bedeutend.

Zweifellos ist es erforderlich, dass wir sowohl unseren Verstand als auch gleichermaßen unser Gefühl einsetzen – jedoch im ausgewogenen Verhältnis! Man spricht hier von „der Intelligenz der Emotionen".

Rational betonte Menschen, denen das Gefühl weitgehend abhanden gekommen ist (sei es, weil ihnen Gefühle in der Kindheit nicht gestattet wurden oder weil sie zu sehr nach Leistung und Erfolg streben), funktionieren zwar scheinbar in unserer Leistungsgesellschaft besser, ihnen fehlt es aber zunehmend an Persönlichkeit, weil der Kopf vom restlichen Körper immer mehr „abgetrennt" wird.

Oft kann man dies schon an der Körperhaltung eines Menschen erkennen, ob Kopf und Bauch im Einklang miteinander stehen. (Eine gebeugte Körperhaltung und herabhängende Schultern können beispielsweise ein Indiz für Untertänigkeit oder Unterdrückung sein. Im „Brustton der Überzeugung" erscheinen dagegen Menschen mit erhöhtem Selbstwertgefühl, sie „brüsten" sich.) Auf Grund unserer langjährigen therapeutischen Erfahrung können wir die Körperhaltung mit der Geisteshaltung häufig in Korrelation setzen.

(Dr. Claudia Christ)

„Tausche Kopf gegen Bauch" widerspricht zunächst der Theorie der Balance. Denn wir sind auch nicht nur „Bauch-Menschen" – das unterscheidet uns vom Tier. Wir wollen unseren Kopf ja behalten, denn wir brauchen unseren Verstand zum Denken und Handeln. Wenn wir jedoch zu kopflastig geworden sind, sind wir aus der Balance geraten. Um das Gleichgewicht von Kopf und Bauch wieder herzustellen, muss der Kopf für eine Weile ausgeschaltet werden. Der Appell richtet sich an Menschen, die glauben, immer funktionieren zu müssen, die sich über Leistung, Kraft und Stärke definieren und wenig Selbstwertgefühl besitzen, da sie immer von der Leistungsbewertung durch andere abhängig sind. Das Gefühl für sich selbst verschwindet dabei immer mehr, und im Extremfall sind Depressionen und innere Leere, Unzufriedenheit bis hin zu Existenzängsten die Folge. Wer nicht gelernt hat, mit seinen eigenen Emotionen richtig umzugehen, wird auch wenig Verständnis für andere Menschen haben und sich in Beziehungen entweder ganz stark abgrenzen, was zur Isolation führt, oder sich auf Grund seines kognitiven Wissens durchsetzen und Machtstrukturen entwickeln (Aggressionen gegen andere richten). Hier sollte auch der geschlechtsspezifische Aspekt in der Therapie mit berücksichtigt werden.

In einem Beitrag zur Frauenforschung im Zusammenhang mit Kunst stellt beispielsweise Brigitte Weißhaupt die Theorie auf, dass es illusionär sei, dass Frauen wirklich selbst bestimmen können, was sie sein und wie sie sich selbst verstehen wollen. Dabei geht sie von einer „patriarchalischen" Gesellschaft aus, die derzeit noch ein Faktum sei. Damit werde die prinzipiell gleiche Form der Selbstwerdung von Mann und Frau fragwürdig. Selbstbewusstsein und Selbstbestimmung seien Termini der neuzeitlichen Philosophie und stehen eng im Zusammenhang mit der Entfaltung der Subjektivität, das bedeute eine selbstbewusstseinszentrierte Explikation des **„Ich"**. Die Defizite der Theorie bezüglich des „Selbstwerdens" und „Selbstkönnens" von Frauen müssen sichtbar gemacht werden. An dieser Stelle schreibt sie in ihrem Aufsatz: „Hier zeigt sich die fundamentale Schwierigkeit unserer allgemeinen theoretischen Sprache als sexistischer Herrschaftssprache, die in der Regel ‚weibliche' Belange nicht mit meint. Frauen möchten daher eine ‚andere Sprache' sprechen"[2]. Hieran möchte ich anknüpfen und zur Diskussion stellen, ob tatsächlich eine weibliche von einer männlichen Motivation für Kreativität (im Sinne, sich künstlerisch auszudrücken) festzustellen ist. Welche Möglichkeiten stehen „der Frau" zur Verfügung, wenn es um Entfaltung und „Selbstausdruck" geht? Haben Frauen ein anderes Bedürfnis nach Selbstausdruck als Männer? Kann man grundsätzlich behaupten, dass Frauen sich emotionaler ausdrücken als

[2] Weißhaupt, B.: „Feministische Erneuerung von Wissenschaft und Kunst", Pfaffenweiler 1990, S. 28 ff

Männer? Nach Untersuchungen anderer Autoren sind in der kulturellen und kunstpädagogischen Erwachsenenbildung durchschnittlich über 70 Prozent der Teilnehmer weiblich. Georg Peez ist der Frage nachgegangen und sieht sie unter anderem in der Tatsache begründet, dass die Freizeitbeschäftigung mit künstlerischen und kunsthandwerklichen Inhalten eine Domäne der Frau sei und in unserer abendländischen Kultur bei den Frauen einen höheren Stellenwert hat als bei Männern. In unserer Gesellschaft sei es Frauen im Vergleich zu Männern eher erlaubt, ihre ästhetischen Bedürfnisse zu äußern. Auch die Schriftstellerin Simone de Beauvoir konnte bei Frauen ein deutlich liebevolleres Interesse an der schöpferischen Beschäftigung feststellen. Eine weitere Untersuchung der Kunstpädagogin Aissen-Crewett belegt, dass bereits Mädchen im Grundschulalter zu einem weit höheren Prozentsatz (80 zu 20 Prozent) Pflanzen, Blumen und Tiere bildlich darstellen als Jungen.[3] Peez vertritt die Ansicht, dass es Frauen im Vergleich zu Männern eher gestattet sei, ihre ästhetischen Bedürfnisse zu artikulieren. Er führt dies auf das Rollenverständnis und -verhalten der Geschlechter zurück. Es werde von ihnen erwartet, dass sie solche Bedürfnisse, aus der Rollentradition heraus, verstärkt äußern. Künstlerinnen aus den früheren Jahrhunderten gaben sich mehr der Blumenstillebenmalerei hin, wie z.B. Sybille Merian (1647-1717), Clara Peters (um 1611), Rachel Ruysch (1664-1750). Für manche Künstlerin wurde die Blume zum Symbol für Weiblichkeit, nicht zuletzt deswegen, weil Frauen noch bis nach dem ersten Weltkrieg an deutschen Akademien vom Aktzeichnen ausgeschlossen waren.[4] *„Ein Phänomen, so Peez, das M. Mitscherlichs Beobachtungen der weiblichen Anpassung illustriert, ist das der ‚Massenproduktion', wie es die Teilnehmerinnen in meinen Kunstkursen selbst bezeichnen. Manche Frauen, vor allem ab 45 Jahren, haben zum Kursanfang ein starkes Bedürfnis, möglichst viele gefällige, gute Bilder und Zeichnungen in möglichst kurzer Zeit anzufertigen. Dies entspricht erstens ihrem Bedürfnis und der gesellschaftlichen Rolle, die eigene Wohnung zu dekorieren. Eine solche Dekoration der Wohnung verbunden mit künstlerischer Gestaltung, also der Beschäftigung mit ‚Höherem', …hilft das angeknackste Selbstbewusstsein aufzurichten (Below 1983, siehe 51)."*[5] Da Kunstkurse ja immer in Gruppen durchgeführt werden, unterstützen sich, nach Beobachtungen von Peez, die Teilnehmer/Innen gegenseitig in den Entwicklungsprozessen zu künstlerischer Selbständigkeit.

[3] vgl. Aissen-Crewett, M.: 1989, S. 28 ff, in: Peez, G.: „Ich möchte Nebel malen lernen". Theorieelemente erfahrungsoffenen Lernens in der kunstpädagogischen Erwachsenenbildung, Frankfurt am Main 1994, S. 94 ff

[4] vgl. Peez, G.: „Ich möchte Nebel malen lernen", Theorieelemente erfahrungsoffenen Lernens in der kunstpädagogischen Erwachsenenbildung, Frankfurt am Main 1994, S. 94

[5] Ebd., S. 96

In der Schule konnte ich beobachten, dass Mädchen lieber malen als Jungen, stellte aber auch fest, dass Jungen sehr gerne im handwerklichen und im arbeitstechnischen Bereich kreativ tätig waren.

In vielen Berufen (so in der Politik, im Finanzbereich und vielen anderen) zeigt es sich, dass Männer in den führenden Positionen die Regel und Frauen die Ausnahme sind. Es zeigt sich auch, dass Männer wesentlich entscheidungsfreudiger und konsequenter sind als Frauen. Es macht nachdenklich und bedarf noch vieler Diskussionen, um herauszufinden, welche Faktoren hiefür verantwortlich sind.

Frauen fällt es in der Regel schwerer, sich abzugrenzen, was zur Folge hat, dass sie sich Kränkungen und Verletzungen einhandeln. Bei Männern kann man beobachten, dass sie häufiger ihre Aggressionen zulassen, aber weniger Verständnis für andere aufbringen, was wiederum einen Mangel an Empathie darstellt. Für den Mann bedeutet „einfühlsam sein", Gefühle zulassen, ein Zeichen von Schwäche und wird daher vermieden.

In Wirklichkeit sind aber diejenigen Menschen, die Schwäche zulassen können, die „Stärkeren", weil sie ihren Selbstwert nicht ausschließlich von Leistung, Konkurrenz und „Äußerlichkeiten" abhängig machen und in ihrer Haltung viel authentischer wirken.

Wenn also der Kopf zu sehr den Bauch bestimmt, wird es höchste Zeit, ihn mal für eine Weile auszuschalten – ihn in den Urlaub zu schicken – und die Reise nach „innen" anzutreten, damit sich die Balance zwischen Kopf und Bauch wieder einstellen kann. Bereits Goethe empfiehlt diese Anweisung 1794, indem er schreibt, er müsse sein armes Ich einmal durcharbeiten.

3. C.G. Jung und seine Stimme

Ein Weg, seiner inneren Stimme zu folgen, ist die Kreativität. C.G. Jung (1875-1961), weltbekannt als Psychiater und Psychotherapeut, stellte die Grundlagen einer Therapieform bereit, bei der die Idee der schöpferischen Entwicklung einen zentralen Stellenwert einnimmt. In der Nachfolge Freuds hat C.G. Jung die „Symbolik des Unbewussten"[6] weit ausgebaut und zwei Deutungsstufen unterschieden: die Subjektstufe, von der aus ein Bezug auf die Lebensgeschichte etwa des Träumenden gesucht wird, und die Objektstufe, von der aus der Gehalt an menschheitsgeschichtlichen Urbildern (den so genannten Archetypen) des „kollektiven Unbewussten" aufzuweisen ist. Während bei Freud die Symbole, zumal Traumsymbole, nur eine verschleierte Darstellung unter Tabu stehender, vor allem sexueller Inhalte bedeuten und durch bloße Assoziation nachgewiesen werden, hat C.G. Jung umgekehrt die Symbolik aus der Mythologie hergeleitet. Seinen Erklärungsansatz möchte ich an dieser Stelle näher erläutern, da er einen wesentlichen Teil des theoretischen Hintergrundes zur Bildanalyse darstellt. Jung bezeichnet die Symbole als Verarbeitungsstätten der Komplexe und unterscheidet persönliche von überpersönlichen Symbolen. Unter „Komplex" versteht Jung eine Konstellation von Gefühlen, Gedanken, Wahrnehmung und Erinnerungen, die sich um einen bestimmten bedeutenden Zusammenhang gesammelt haben und mit diesem Kern assoziiert werden. In der Psychoanalyse spricht man von den so genannten Komplexen, wie beispielsweise dem „Vaterkomplex", dem „Mutterkomplex", dem „Angstkomplex" usw.[7] Komplexe die in das Unbewusste verdrängt sind, können im Bewusstsein als Affekte erscheinen. Ein Beispiel: Ein Mutterkomplex ist das Kernelement des Komplexes. Alle Gefühle, Gedanken und Wahrnehmungen, die direkt mit der Mutter zu tun haben, werden von dem Kernelement des Komplexes angezogen und sind mit ihm assoziiert. Sie werden so dem Bewusstsein entzogen und wirken aus dem Unbewussten, wenn sie gegenwärtig mit einer ähnlichen Wahrnehmung in Berührung kommen. Die persönlichen Symbole dagegen beziehen sich in ihrer Bedeutung auf das Individuum und dessen Lebensgeschichte. Sie werden bewusst wahrgenommen und dem „Ich" zugeordnet. Überpersönliche Symbole dagegen werden als typisch menschlich bezeichnet, sie haben jedoch eine übergeordnete Funktion. Über die Phantasie des überpersönlichen Charakters sagt Jung folgendes: *„Diese Phantasiebilder haben unzweifelhaft ihre nächsten Analoga in den mythologischen Typen. Es*

[6] Ebd., GW 8 § 856

[7] vgl. Vorwort von Jung, C.G. zu Jakob, S. X

ist darum anzunehmen, dass sie gewissen kollektiven (und nicht persönlichen) Strukturelementen der menschlichen Seele überhaupt entsprechen."[8]

Jung schließt aus vergleichbaren Motiven der Religionsgeschichte, der Kunst, der Dichtung usw., dass es strukturelle Grundelemente der Psyche gebe, die er ***Archetypen*** nennt. Diese beschreibt er folgendermaßen: „*Vom Unbewussten gehen determinierende Wirkungen aus, welche (...) in jedem einzelnen Individuum Ähnlichkeit, ja sogar Gleichheit der Erfahrung sowohl wie der imaginativen Gestaltung gewährleisten. Einer der Hauptbeweise hierfür ist der sozusagen universale Parallelismus mythologischer Motive, die ich wegen ihrer urbildlichen Natur Archetypen genannt habe.*"[9] *Darüber hinaus spricht Jung davon, dass die Archetypen „pränatal bestimmte Verhaltens- und Funktionsweisen"*[10] *bewirken. „So kann man zusammenfassend sagen, dass es sich bei den Archetypen um anthropologische Konstanten des Erlebens, des Abbildens, des Verarbeitens und des Verhaltens handelt. Sie sind sozusagen Ausdruck der Menschenart, des Menschen."*[11] *„Die archetypischen Vorstellungen und Erfahrungen, die wir mit unserem Bewusstsein erleben, müssen unterschieden werden vom Archetypus an sich. Archetypische Vorstellungen sind vielfach variierte Gebilde, welche auf eine an sich unanschauliche Grundform zurückweisen. Letztere zeichnet sich durch gewisse prinzipielle Bedeutungen aus, die sich aber nur annähernd erfassen lassen."*[12] *„Der Archetypus ist also einerseits ein strukturgebender Faktor im psychischen und im physischen Bereich, d.h. psychische und physische Prozesse bewegen sich innerhalb einer gewissen menschlichen Typik. Menschen haben in bestimmten Situationen vergleichbare Bilder, vergleichbare Emotionen, vergleichbare Triebe. Der an sich unanschaulich bewusstseinstranszendente Archetypus würde sowohl ähnliche Bilder als auch ähnliche instinktive und körperliche Reaktionen hervorbringen. Nun gehört andererseits zum Archetypus auch eine sehr spezielle Dynamik".*[13] *„Die Folgerung, die daraus gezogen werden kann, ist die, dass das Unbewusste nicht nur historische Bedingtheit, sondern zugleich den schöpferischen Impuls hervorbringt – ähnlich wie die Natur, die ungeheuer konservativ ist und in ihren Schöpfungsakten ihre eigene*

[8] Jung, C.G.: „Zur Psychologie des Kinderarchetypus" in GW 9 I § 262

[9] Jung, C.G.: „Über den Archetypus mit besonderer Berücksichtigung des Animabegriffs" in GW 9 I § 118

[10] Jung, C.G.: „Medizin und Psychotherapie" in GW 16 § 206

[11] Jung, C.G.: „Die psychologischen Aspekte des Mutterarchetypus" in GW 9 I § 152

[12] Jung, C.G.: „Theoretische Überlegungen zum Wesen des Psychischen" in GW 8 § 417

[13] Jung, C.G.: „Theoretische Überlegungen zum Wesen des Psychischen" in GW 8 § 414

historische Bedingtheit wieder aufhebt."[14] Die archetypischen Bilder, die man auch als überpersönliche Symbole bezeichnet, können ebenso in Traumbildern, Phantasien, in Bildern der Dichtung, in Märchen, in Mythen und in der Kunst abgebildet und dargestellt werden. (Prinzen, Prinzessinnen, Zwerge, Berge, Hexen, Riesen und Tiere haben immer wieder dieselbe Bedeutung.) Nach Jung erscheint das „Selbst" in Symbolen einer übergeordneten Persönlichkeit, etwa als König, Held, Prophet usw. Auffällig erscheint jedoch, dass diese Heldenfiguren nur in männlicher Form erscheinen. Hier beziehe ich mich auf die kritische Anmerkung von Verena Kast, die dieser Aussage Jungs skeptisch begegnet. Ihr erscheint es wahrscheinlicher, dass die Symbole des „Selbst" – das ja Einheit und Ganzheit der Persönlichkeit ausdrückt – sich eher in Formen wie Kreisen, Vierecken, Quadraten, Kreuzen usw. ausdrücken. Diese an sich formalen Symbole, so argumentiert sie weiter, seien deshalb überzeugender, weil sie mit einer unerklärlich emotionalen Wirkung verbunden sind. Schon im Kreuz drücke sich das Zusammenspiel der Gegensätze aus, ebenfalls ein bekanntes Symbol hierfür könne man in dem so genannten Yin-Yang-Zeichen erkennen, das als geeinte Zweiheit gelte. Eines der dynamischen Selbstsymbole sei das gegengeschlechtliche Paar, das Brüderpaar oder Schwesternpaar sei dagegen als Einheit zu verstehen. Die von Verena Kast genannten Symbole sagen etwas dazu aus, in welcher archetypischen Struktur das „Selbst" unserem Bewusstsein erscheint. Stehe das Thema der Selbstwerdung im Vordergrund, so seien es andere Symbole, die das „Selbst" veranschaulichen, wie z.B. das Wachstum eines Baumes. [15]

Die Jungsche Psychologie ist eine vom Menschenbild geprägte, sinnhafte, erlebbare Wirklichkeit. In seiner Autobiografie erzählt Jung von der Entdeckung der „Anima" (lat.: Seele). Sie ist das kollektive Bild der Frau im Mann, während Animus (lat.: Geist) das Männliche in der Frau verkörpert.

Niemand ist nur männlich oder weiblich, in jedem werden beide Elemente kombiniert. C.G. Jung begreift die Anima als intuitiv und launisch, während der Animus rational und beherrschend aufgefasst wird.

[14] Jung, C.G.: „Die Struktur der Seele" in GW 8 § 339

[15] vgl. Kast, V.: „Die Dynamik der Symbole", Grundlagen der Jungschen Psychotherapie, Olten 1990 (Zitiert nach: Schmitz-Welkenbach: Kreative Kommunikation, Bilder sagen mehr als Worte, 2001, S. 24 - 27)

In den Jahren intensiver innerer Arbeit, nach dem Bruch mit Freud 1913, dessen triebdynamische Auffassung er nicht mehr teilen konnte, durchlebte C.G. Jung eine Zeit, in der er sich fragte, worin der Wert seines Tuns bestand. „Ist es Wissenschaft", fragte er sich, „oder ist es Kunst?" Er notierte damals seine Träume, deutete sie, malte sie manchmal auch und versuchte, zu einem Verständnis seiner spontanen Phantasien zu finden. In einem bestimmten Augenblick hörte er auf einmal eine „Stimme" sagen: „Es ist Kunst". Er nahm ein Zwiegespräch mit der geheimnisvollen Stimme auf und versuchte, mehr über sie zu erfahren. Allmählich, während des Gespräches, nahm sie konkrete Konturen an. „Ich empfand Scheu vor ihr, wie vor einer unsichtbaren Präsenz", berichtete Jung. Für ihn war dies die entscheidende Begegnung mit der Anima im kollektiven Gedächtnis der analytischen Psychologie. Anima und Animus erscheinen oft in den vordergründigen Charakterzügen der Persona (lat.: Maske) und haben kompensierende Bestimmung. [16]

Im heutigen Verständnis der Psychoanalyse wird C.G. Jung immer noch sehr kritisch gesehen. So bezweifeln die meisten Analytiker, dass bestimmte Bahnungen von Vorstellungen im Sinne der Archetypenlehre vorgefunden werden können. Die Psychoanalyse sieht die Inhalte des Unbewussten lediglich durch die persönliche Entwicklung des Einzelnen determiniert. Obwohl sich die beiden Schulen der Tiefenpsychologie sehr gleichen, haben die Diskussionen diesbezüglich immer wieder in der Vergangenheit zu Zerwürfnissen geführt. Die beiden Richtungen der Tiefenpsychologie nähern sich in der Gegenwart allmählich wieder aneinander an.

Heute nähert man sich in der Neurobiologie ebenfalls durch wissenschaftliche Methoden dem Unbewussten immer mehr. Auch viele moderne Bewusstseinspsychologen nehmen an, dass es ein Unbewusstes gibt.

Ähnlich wie C.G. Jung vertrete ich die Auffassung, dass ein Psychotherapeut ein Begleiter des Patienten sein sollte, der sich frei machen muss von allen theoretischen Erkenntnissen und möglichst vorurteilfrei auf das einlassen sollte, was der Patient an Bildern, Eindrücken und Wahrnehmungen aus seinem Unbewussten mitbringt oder im Verlauf der Therapie schöpferisch entwickelt.

[16] vgl. http://www.wikipedia.de

4. Kunst in der Therapie

Tag für Tag ziehen Tausende von Bildern an unseren Augen vorüber, die wir mehr oder weniger wahrnehmen oder ignorieren. Viele davon werden in unserem Gehirn gespeichert, während andere kaum Beachtung finden. Dies geschieht jedoch so schnell, dass es uns oftmals gar nicht bewusst ist. Bilder, die uns berühren, können gespeichert und entsprechend wieder abgerufen werden. Es hängt nicht zuletzt ganz von unserer Wahrnehmung ab, ob und wie sehr uns Bilder beeindrucken.

Kunst betrachten wir in den meisten Fällen unter ästhetischen Gesichtspunkten. Der „Erzeuger" wird nach Leistung, Bekanntheitsgrad, Beliebtheit und Zeitgeist eingeschätzt und bewertet. Je bekannter das „Produkt", desto höher wird es gehandelt. Der Künstler produziert für die Gesellschaft, die ihm seine Kunst abkauft. Aus der Kunstgeschichte kann man lernen, dass jede Gesellschaft ihre eigene Kunst geschaffen hat. Man spricht von „Kunst-Epochen". Selten jedoch interessierten sich die Menschen für die Persönlichkeit, die sich hinter dem Künstler verbirgt, und dessen individuelle Lebensgeschichte.

Obwohl es die Bildersprache seit Menschengedenken gibt, ist uns oft die Fähigkeit verloren gegangen, diese auch als menschlichen Ausdruck zu verstehen und zu nutzen. Die eigenen subjektiven Eindrücke, die wir in die Kunst hineinprojizieren, sind maßgebend und entscheiden letztendlich über den subjektiv empfundenen Wert. Zeitweise war es sogar keineswegs erwünscht, dass durch die Kunst eine eigene freie Sprache zum Ausdruck kommt, da die Kirche befürchtete, ihr Bildungsmonopol einzubüßen. In Zeiten des Nationalsozialismus sowie in anderen totalitären Staatsformen lehnte man die Kunst vielerorts als entartet ab und verbot sie sogar, aus Angst, sie könne die Menschen beeinflussen.

Die Beziehung von Kunst und Therapie ist erst im letzten Jahrhundert in den Vordergrund getreten, als Mittel und Wege gesucht wurden, um die psychische Dynamik noch wirkungsvoller zu offenbaren als durch den verbalen Ausdruck.

Der bildnerische Ausdruck gilt für den Patienten in der Regel als weniger bedrohlich als der verbale. Innere Konflikte können auf eine sichtbare Form projiziert werden. Diese bildnerische Form bietet dann in der Therapie einen Ausgangspunkt für Gespräche. Die Konzentration auf das Bild vermeidet somit vorerst die direkte Konfrontation mit der eigenen Person, die von Klienten oft als bedrohlich empfunden wird.

Entscheidend ist jedoch meines Erachtens die eigene kreative Betätigung, denn durch sie erhält der Klient das Gefühl, an seinem Heilungsprozess selbst aktiv beteiligt zu sein. Das Malen eines Bildes kann bereits ein solcher Ausdruck sein.

All das, was man schluckt und in sich hineinfrisst, schlecht oder gar nicht verdaut, verursacht entsprechende körperliche und seelische Probleme. Erst dann, wenn das Belastende zum Ausdruck gebracht wird, kann es verarbeitet bzw. verdaut werden.

Was hat nun Kunst mit Therapie zu tun, oder umgekehrt Therapie mit Kunst?

Heilung und Kunst – das sind Erwartungen, die sich mit dem Begriff der „Kunsttherapie" verbinden.

In einigen Kliniken, in denen die Kunsttherapie praktisch angewandt wird, vertritt man die Auffassung, dass künstlerische Betätigung per se heilen kann. Es stehen künstlerische Einrichtungen und Gruppenräume zur Verfügung, in denen unter kunsttherapeutischer Anleitung gemalt, getöpfert oder gestaltet wird. Die Reflexion und Interpretation, die Veränderung und Entwicklung ermöglicht, ist im therapeutischen Rahmen von Einzelsitzungen allerdings günstiger als in der Gruppe.

Wer bemerkt, dass seine Psyche nicht mehr mitmacht, wird sich die Frage stellen, was er tun kann, um nicht krank zu werden. Leider handeln die meisten Menschen erst dann, wenn der Körper Symptome zeigt, indem er psycho-somatisch reagiert. Die Stimme des Körpers ist, wie bereits aufgeführt, zugleich ein Verstärker der seelischen Stimme.

Zunächst können sich seelische (Ver-)Stimmungen zeigen, die wir zwar wahrnehmen, aber als Stimmungstief abwehren. Häufig werden äußere Begebenheiten (schlechtes Wetter, Jahreszeit, Politik, Beziehungsschwierigkeiten usw.) dafür verantwortlich gemacht. Selten wird jedoch in die „Tiefe" der Seele geschaut, um die Ursachen für psychische Störungen zu ergründen. Man will ja auch nicht gleich zum Psychiater gehen oder gar eine aufwendige Psychotherapie machen. Man versucht, die Schwierigkeiten zunächst alleine in den Griff zu bekommen.

Es gibt Tausende von Möglichkeiten, sich vorübergehend eine gute Stimmung zu verschaffen. Zu den beliebtesten in unserer Gesellschaft gehören: Kurzreisen (nur weg), Konsumieren, Süßigkeiten, Alkohol, Medikamente, Drogen oder auch unentwegtes Arbeiten und vieles mehr.

Durch derartige Hilfsmittel können wir uns kurzfristig ein gutes Gefühl verschaffen, jedoch niemals auf Dauer zufrieden werden. Nach einer kurzen Zeit tritt nämlich erst recht das Gefühl von Leere, Sinnlosigkeit und Angst ein, und wir setzen immer wieder auf die Mittel, die wir kennen, um von uns selbst abzulenken. Dies führt auf Dauer in Abhängigkeiten oder seelische Erkrankungen, unter denen zwei Drittel unserer Bevölkerung bereits leiden.

Wie kann ich aber meine seelische und körperliche Gesundheit wieder ins Gleichgewicht bringen, ohne mich den oben genannten Ersatzbefriedigungen, die auf Dauer schädliche Nebenwirkungen verursachen, auszuliefern? Kunst ist eine der kreativen Möglichkeiten, das Gleichgewicht wieder herzustellen. Gerade in Zeiten der Not oder Unterdrückung greifen Menschen zu dem Mittel der „Kunst" als kreativer Ausdrucksmöglichkeit.

Es zeigt sich immer wieder, wie es den Menschen, gerade in Zeiten der Not oder Unterdrückung, nach kreativen Ausdrucksmöglichkeiten drängt.

Die Vergangenheit zeigt uns, dass unter extremen Bedingungen Kultur und Kreativität rege betrieben wurden und die Menschen durch ihr Schicksal getragen haben. Am Beispiel „Theresienstadt", deren Kulturerbe im Museum aufbewahrt wird, treten Kunst und Kultur als Notwendigkeit zu überleben deutlich zutage:

Die Kultur im Ghetto Theresienstadt

„Die Kultur, die in Theresienstadt eine ungewöhnliche Blüte und Mannigfaltigkeit erreichte, war nicht nur Flucht aus der grausamen Gegenwart, sondern auch ein Weg, Widerstand gegen Rechtlosigkeit und Gewaltherrschaft zum Ausdruck zu bringen und ein Mittel zur Festigung des Zusammenhalts der Gefangenen. Sie verlieh den Menschen Kraft, ihre persönliche Integrität zu wahren.

Das Schaffen der Theresienstädter Maler hat gezeigt, dass die Kunst in einer unfreien Gesellschaft eine weit bedeutendere und vielseitigere Rolle spielt als unter normalen Umständen. Es hat ihre Mission als Protest, als Ausdruck der menschlichen Freiheit und als Erziehungsmittel und ihre Aufgabe bei der Stärkung der menschlichen Integrität in Extremsituationen menschlichen Lebens betont, also ihre Bedeutung für das psychische und physische Überleben. Das künstlerische Schaffen erfüllte darüber hinaus auch noch eine dokumentarische Funktion – ihm verdanken wir es, dass wir uns heute vorstellen können, unter welchen Umständen sich die Schicksale der Deportierten abspielten."

(Helena Oswaldova, Kultur gegen den Tod, Dauerausstellung der Gedenkstätte Theresienstadt in der ehemaligen Magdeburger Kaserne, 2002)

„Sie verlieh den Menschen Kraft" so heißt es in dem Artikel von H. Oswaldova, und es ist unumstritten, dass Menschen in seelischer Not in schöpferischer Betätigung Trost und Ruhe finden können. In der künstlerischen Tätigkeit konnten die Menschen zum Ausdruck bringen, was ihnen sprachlich verweigert wurde. Dadurch konnte der Druck nach außen abgeleitet werden, was den Menschen seelische und körperliche Erleichterung verschaffte.

III. Mein „erstes Bild“

„Wer über mich etwas wissen will,
der soll meine Bilder aufmerksam betrachten.“

(Klimt)

Schon das erste Bild ist der Einstieg in die Reise nach Innen; daher sollte ausreichend Zeit, Raum und Material dafür zur Verfügung stehen.

Das leere Blatt wird von nun an für unsere Klienten zur Projektionsfläche, indem sie es bemalen, gestalten oder bearbeiten. Wir als Therapeuten nehmen uns während der Gestaltungsarbeit der Patienten vollkommen zurück und treten erst dann wieder in Aktion, wenn wir die Eintrittskarte (zur Betrachtung bzw. zur Deutung) bekommen und der Klient bereit ist, die dafür erforderlichen Fragen zu beantworten.

Häufig wird in der ersten Sitzung das Thema „mein Selbstbild(-nis)“ gewählt und dann gemeinsam als Ausgangsbasis für weitere Gespräche genutzt.

Bei der Betrachtung des Bildes messen wir der Form- und Farbgebung sowie der Raumaufteilung besondere Aufmerksamkeit zu.

Die Selbstdarstellung wird nicht selten in symbolischen, verschlüsselten oder abstrakten Botschaften ausgedrückt. Dahinter verbergen sich häufig Ängste und Konflikte, deren Offenlegung uns die Chance bietet, einen Ansatz zur psychologischen Bearbeitung und Selbstfindung abzuleiten. Allein die Erkenntnis in diesem Prozess ist nicht nur von diagnostischem, sondern zugleich von nicht zu unterschätzendem therapeutischem Wert. Bilder, die Patienten in einer Therapie malen oder mit Materialien gestalten, sind Medien, die uns auf eine verträgliche Art und Weise ermöglichen, einen Teil des Verborgenen zu entdecken. Bilder sind nicht so hart und so deutlich wie ein Spiegel. Sie sind ein hübsch verpacktes Geschenk auf dem Weg zu unserem eigenen Ich.

Bilder, die ein Patient in der Therapie malt, drücken in Farben und Formen, in der eigenen Gestaltung einen Teil des Ichs des Patienten aus. Da er es selbst erschafft, wird er seine eigenen ertragbaren Grenzen der „Ich-Konfrontation“ spüren. Er darf die Schnelligkeit und den Tiefgang seines Selbsterkennungsprozesses selbst steuern.

Manche Türen sollen vielleicht heute noch verschlossen bleiben, können morgen aber bereitwillig geöffnet werden. Das „Morgen" bestimmt der Patient selbst und behält dabei seine Autarkie. Der Therapeut wird durch die Integration kreativer Methoden in der Therapie nicht zum Herrscher, der die verborgenen Anteile an das Licht zerrt, sondern zum liebevollen Begleiter eines selbst gesteuerten Entwicklungsprozesses. Es steht uns doch als Therapeut auch nicht zu, dass wir alle verborgenen Türen aufreißen und den Grad der Selbsterkenntnis für den Hilfesuchenden bestimmen, selbst wenn es das „Optimale" für den Patienten bedeutete. Vielleicht ist unser „Optimum" nicht das ertragbare „Optimum" für den Patienten. Müssen wir z.B. bei einer Patientin mit Missbrauchserfahrung alle Details dieser Geschehnisse erforschen?

Nicht immer ist es sinnvoll, in die tiefsten Schichten der Seele vorzudringen. Das Maß der Verarbeitung ist so individuell, dass das Tempo des Aufarbeitungsprozesses unbedingt vom Patienten bestimmt werden muss.

Andernfalls könnte der Spiegel schwer in der Hand des Betroffenen liegen und das Bild vielleicht so unerträglich werden, dass selbst die guten Anteile den Hass auf das Dunkle nicht mehr auffangen können.

Bilder sind ein „Erzähl-Medium". Sie sind Geschichten eines Menschen, in dem das Ich sich offenbart, aber verpackt wie ein liebevolles Geschenk. Der „Schöpfer" des Bildes darf uns davon erzählen, und wir können als Therapeut Fragen stellen.

Es gibt auch Bilder, die nicht verpackt sind, die ganz offen und manchmal grausam sind. Diese sind dann gesprochene Worte und bedürfen fast keiner Erklärung. Bilder sind in jedem Fall nicht so hart und deutlich wie ein Spiegel.

Das Fallbeispiel „Sarah" beschreibt, wie eine bildnerische Selbstdarstellung therapeutisch bearbeitet werden kann.

1. Stopp, das bin ja ich (Fallbeispiel Sarah)

Sarah, ein vierzehnjähriges Mädchen mit der Diagnose Morbus Crohn, entwarf in der ersten Therapiestunde ihr Selbstbild – so, wie sie sich selbst erlebte und fühlte.

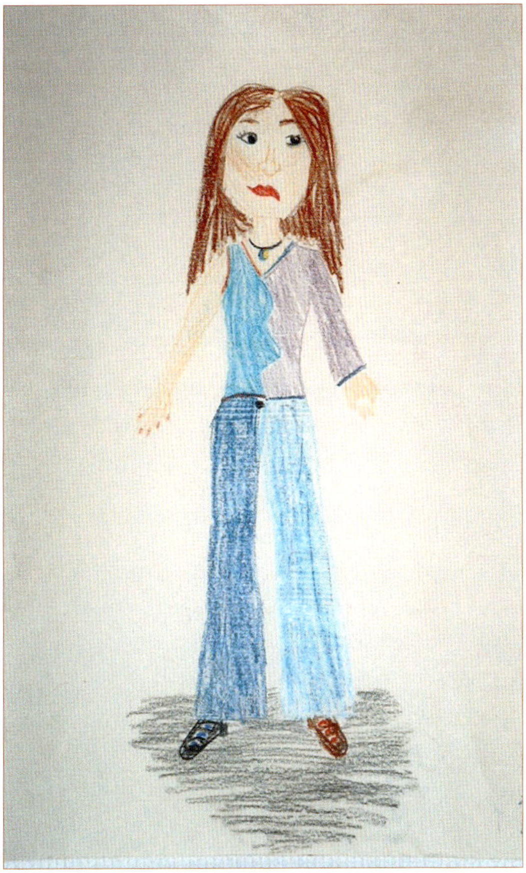

Abb. 1: „Selbstbild von Sarah“

Sarah wirkt auf den ersten Blick mager, schüchtern und resigniert. Sie leidet seit ca. drei Jahren an der chronischen Krankheit Morbus Crohn, einer entzündlichen Darmerkrankung, die mit großen Schmerzen verbunden ist. Zwangsläufig sind häufige Schulausfälle die Folge. Eine Odyssee an ärztlichen Untersuchungen und Therapien liegen hinter ihr, einschließlich einer Operation, bei der ihr ein Stück Darm entfernt wurde. Sarah äußert klar, dass alles nichts genutzt hätte, was man ihr an Heilung versprochen hatte, und nun habe sie jegliches Vertrauen zu den Ärzten verloren.

Eine Gratwanderung zwischen Hoffnung auf Heilung und Resignation bestimmte Sarahs Leben. Ihre Krankheit nahm Besitz von ihr, was die ganze Familie mit belastete. Statt Autonomie breiteten sich in ihrem Leben Angst und Resignation aus. Ihre eigenen Wünsche und Impulse zur Entwicklung blieben auf der Strecke. Sie musste sich willenlos unzähligen Untersuchungen, Behandlungen und Therapien unterwerfen, die von ihrem Vater als notwendig erachtet wurden. Vor der zweiten Operation, die ihr abermals ein Stück Darm entfernen sollte, suchte sie zusammen mit ihrer Mutter meine Praxis auf. Sarah wollte sich weder einer weiteren Operation noch der Gesprächstherapie unterwerfen, die man ihr angeraten hatte. Sie hatte es gründlich „satt“, was man ihr auch ansah, denn sie wog zu diesem Zeitpunkt weniger als 40 kg, was die Grenze zur Magersucht bedeutete. Dahinter steckte Verzweiflung, die sie in Form von Lebensverweigerung ausdrückte. Sie kam voller Ablehnung in meine Praxis und wirkte mut- und kraftlos, resigniert und sehr ernst. Sarah hatte sich über Jahre unzähligen Ärzten anvertraut und ärgerte sich über all die vielen Behandlungsmethoden, die ihr Heilung hätten bringen sollen, denen sie sich erfolglos hingegeben hatte. Auch mir gegenüber war sie voller Misstrauen. Sie sah mich beim Erstgespräch nicht einmal an und beantwortete die Fragen, die ich ihr stellte, lediglich kurz und knapp. Als ich sie fragte, weshalb sie zu mir gekommen sei, zuckte sie gleichgültig die Schultern hoch.

Erst als wir auf das Malen zu sprechen kamen, wurden ihre Augen heller. Ich fragte sie, ob sie bereit sei, sich auf therapeutisches Malen einzulassen und sie war einverstanden, einen ersten Versuch zu starten.

Sarah malte und zeichnete gern, es war eines ihrer Lieblingsfächer in der Schule, so bedurfte es keiner großen Überwindung, sie zur Kreativität anzuregen. Ich bat sie, ein spontanes Selbstbildnis zu malen und überließ ihr die Wahl, eine abstrakte oder eine realistische Ausdrucksform der Darstellung zu wählen. Ihr Bild war vom ästhetischen Standpunkt geradezu perfekt ausgeführt (Abb. 1).

Ich ließ ihr die Wahl zwischen verschiedenen Farb- und Papiermaterialien, und sie entschied sich für Buntstifte auf weißem Zeichenpapier.

Auf den ersten Blick sehen wir eine Gestalt – ein Mädchen im jugendlichen Alter. Der Kopf des Mädchens ist im Verhältnis zum Körper übergroß dargestellt. Die Haare sind schulterlang, in einem warmen Braun gehalten. Die Arme sind in abgespreizter Haltung vom Körper gemalt. Die Lippen sind in einem frischen, kräftigen Rot gemalt. Die Farbe wiederholt sich auf der rechten Hand auf den Fingernägeln und dem linken Schuh. Die Augen blicken schräg zur unteren Bildhälfte. Die Kleidung ist in der rechten Körperhälfte in hellem und kräftigerem Blau gehalten, in der anderen Körperhälfte lila und hellblau kombiniert. Der rechte Schuh ist in Blau-Schwarz gemalt, der linke in Rot-Braun. Die rechte Hälfte des T-Shirts ist ärmellos, die linke mit langem Arm. Das Mädchen steht auf einem schwarzen Untergrund. Im Gegensatz zu dem rechten Mundwinkel, der nach oben zeigt, ist der linke deutlich nach unten gerichtet. Ansonsten enthält das Bild keine weiteren Zeichnungen und auch keinen Hintergrund.

Die Auswahl der Farben sowie die Raumaufteilung erscheinen zunächst perfekt, die Gestaltung der Person wirkt selbstbewusst und zentriert, doch auf den zweiten Blick erkennt man zwei fast zwillingshafte Persönlichkeiten, die sich zwar figürlich gleichen, aber dennoch sehr widersprüchlich erscheinen. Zunächst fiel es mir schwer, in Kontakt mit der Person auf dem Bild zu treten, die sich einer kühlen, distanzierten Gewissheit präsentierte. Ich empfand Ratlosigkeit und konnte nur schweigen. *„Stopp! – das bin ich – tritt mir nicht zu nahe“*, drückte diese Selbstdarstellung auf den ersten Blick aus „lass mich bloß in Ruhe!“

Nachdem ich die Abbildung eine Weile auf mich hatte wirken lassen, konnte ich die Gefühle aufnehmen, die sich dahinter verbargen. Ich empfand Einsamkeit und Traurigkeit, zugleich erkannte ich aber auch ein Strahlen, das Mut machte. Dann kam mir eine Idee, wie ich das stumme Mädchen zur Kontaktaufnahme mit ihrem Bild bewegen könnte: Ich deckte die eine Körperhälfte ab und bat Sarah, sich mit der anderen Hälfte zu unterhalten.

Es passierte etwas Erstaunliches. Das zarte, zurückhaltende, verschlossene Mädchen begann zu reden. Sie war bereit, sich zunächst auf die traurige Hälfte des Objektes einzulassen. Im weiteren Verlauf unseres Gespräches betrat ich das Übungsfeld und schaltete mich ein, indem ich das „Hilfs-Ich“ (Person im Bild) nach seiner inneren Befindlichkeit befragte.

Sarah traute sich erstmals Gefühle zu äußern, die sie lange Zeit unterdrückt hatte. Sie drückte Wut und Trauer über das Entbehren einer unbefangenen Kindheit aus. Eine Weile ließen wir diesen Gefühlen Raum, um Kummer, Schmerz, Verzweiflung und unzählige Kränkungen zu bedauern und betrauern.

Doch das Unbewusste hatte auch den anderen, den lebendigen und fröhlichen Teil ihrer Persönlichkeit zum Vorschein gebracht, den wir nunmehr bewusst betrachten konnten. Leid und Krankheit hatten die noch gesunden Anteile überschattet und von den lebendigen, gesunden Energien abgeschnitten. Sarah spürte sich nicht mehr lebendig, sie hatte sich selbst fast aufgegeben, zog sich von allem zurück, wie ein verletztes Tier. In dieser Realität lebte sie. Wir deckten die „Kummerseite“ ab und wendeten uns der fröhlichen Körperhälfte des Bildes zu. Diese war Sarah fremd geworden. Es fiel ihr schwer, sich mit ihr zu identifizieren. Sie betrachtete sich selbst als „Fremdkörper“! Ihre Stimme war zart und schüchtern, die Annäherung geschah anfänglich sehr zögernd. Die Identifikation mit ihrer Kummerseite war ihr wesentlich leichter gefallen. Allmählich kam sie wieder mit ihrer lebendigen Seite in Kontakt und ich bat sie, in der darauf folgenden Sitzung ein zweites Ich-Bild zu malen.

„Zwei Seelen wohnen, ach, in meiner Brust…" heißt es in Goethes Faust so treffend. Das steht dort wie hier für Zerrissenheit, Hin- und Hergezogen-Sein und Gespalten-Sein – in einer Phase des Umbruchs, der Entwicklung, des Wachstums, selbst der altersgerechten Veränderung.

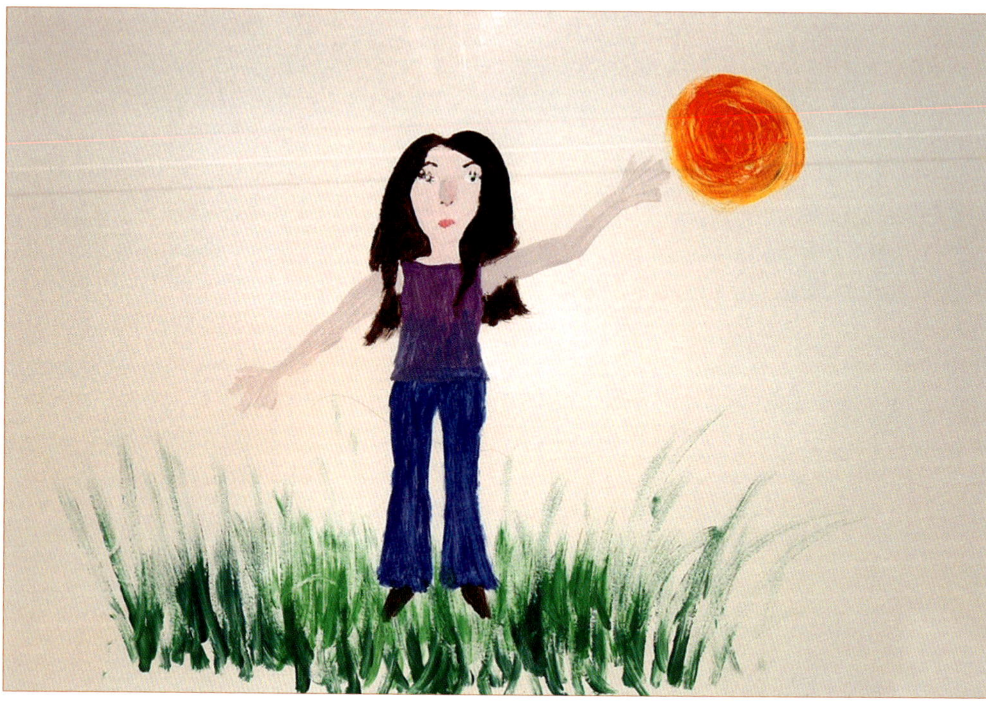

Abb. 2: „Integration"

Vergleicht man Abb. 1 mit Abb. 2, ist deutlich eine Veränderung zu sehen.

Zunächst fällt auf, dass die Zweiteilung verschwunden ist. Die Haare sind fast schwarz, die Kleidung besteht aus einem leichten ärmellosen T-Shirt in zartem Fliederton. Das Mädchen trägt lange Hosen in einem Jeansblau, die Schuhe sind ebenfalls schwarz. Der linke Arm zeigt zur linken oberen Bildhälfte, auf der ein großer runder Ball in Rot-

Orange angeordnet ist, den er fast berührt. Der Untergrund ist eine Wiese, in kräftigem Grün gehalten. Im Dialog mit Sarah arbeiteten wir den Unterschied zur ersten Abbildung heraus. Zusammenfassend kamen wir zu folgender Deutung:

Sarahs Kleidung ist einheitlich und leicht. Der Gesichtsausdruck wirkt ernst aber nicht mehr so traurig. Mit dem linken Arm deutet sie eine Aufwärtsbewegung an, die zur Sonne weist, d.h. zur Lebensfreude, Wärme und zu neuem Mut, was sich in der Farbe Rot-Gelb ausdrückt. Unterstützend wirkt hier auch der Untergrund. Das grüne Gras symbolisiert Wachstum, Erneuerung und Frische.

Der entscheidende erste Schritt war getan. Sarahs Empfindungen mussten von nun an nicht mehr unter Verschluss gehalten werden. Dies war zunächst entlastend und befreiend für Sarah. Sie konnte von nun an ihre beiden Seiten betrachten und annehmen. Sie durfte wieder Hoffnung schöpfen. Mit dieser positiven Voraussetzung näherte sich Sarah ihren Gefühlen und wir konnten ein Arbeitsbündnis bilden. Dies wurde die Basis für die weiteren Sitzungen, in denen wir einerseits die durch die Krankheit verschütteten Potentiale durch Kreativität wieder zum Leben erweckten und andererseits eine realistische positive Zukunftsperspektive gestalteten, in der der Umgang mit ihrer Krankheit mit ihren kreativen Ressourcen verknüpft werden sollte. Im weiteren Verlauf der Therapie konnten Blockaden gelöst werden, und nach ca. sechs Monaten zeigte sich bei Sarah eine Verbesserung ihrer körperlichen und seelischen Befindlichkeit. Sie war zwar nicht ganz beschwerdefrei, es gab jedoch keine Notwendigkeit mehr, die zweite Operation durchführen zu lassen.

> Auf dem Selbsterkenntnisprozess begegnen wir nicht nur den angenehmen Seiten unseres Selbst. Doch wenn wir bereit sind hinzusehen, ist das eine Chance, vom „Ich“ zum „Selbst“ zu werden.

Die Energie, die aufgebracht werden muss, um die Schattenseiten unter Verschluss zu halten, kann genutzt werden, um diese annehmen zu lernen.

2. Phantasie und Imagination (Einbildung)

Alle Menschen verfügen mehr oder weniger über die Fähigkeit, vor ihrem inneren Auge Bilder entstehen zu lassen. Diesen Vorgang nennt man Imagination. Das Wort Imagination leitet sich aus dem Lateinischen ab (Imago = Bild).

Dabei kann sich eine therapeutische Wirkung als eine Art „Selbsttherapie" bei jeglicher schöpferischer Tätigkeit des Menschen einstellen. Dies kann sowohl auf der bewussten als auch auf einer unbewussten Ebene geschehen. Werner Kraus drückt es treffend aus, indem er sagt: *„Wie kreativ sind wir gelegentlich, wenn unser Schlafbedürfnis uns zwingt, zur Ruhe zu kommen, und wir eintauchen in die Welt unserer Träume? Wir lassen dann symbolhafte Gestalten auftauchen, die das Drama oder die Komödie unserer derzeitigen Lebenssituation darstellen. Potenziell sind wir alle kreativ, wenn es uns gelingt, unser Tagesbewusstsein auszuschalten und unsere Aufmerksamkeit von außen, von unserem sozialen Umfeld abzuziehen. Etwas in uns, wohl so etwas wie ein Bewegungsdrang, lässt unsere Hand mit dem Stift oder mit dem Pinsel über das Blatt fahren, ohne bewusste Absicht. Die Arbeit mit bildnerischen Medien hilft uns dabei, uns auszudrücken."*[17] Ausdruck ist etwas, das nach außen transportiert wird, sei es durch Textgehalte, Geschehnisse, Stimmungen, Gedanken oder Gefühle, wobei die Ausdrucksmittel sich sehr voneinander unterscheiden – sei es die Musik, die Sprache, der Tanz, die Poesie, die Literatur oder sonstige Formen der Kunst.

Das Bild ist zunächst etwas „Statisches", eben nur ein Bild. Erst über den bei der Betrachtung einsetzenden Prozess können wir mit all unseren Sinnen wahrnehmen, was uns das eigene Werk verrät. Und erst daraus ergeben sich Fragen, die im Kontext „was hat Malen mit seelischer Gesundheit zu tun" weiterentwickelt werden können.

[17] Kraus, W.: „Die Heilkraft des Malens", Einführung in die Kunsttherapie, München 1996, S. 37

IV. Theoretische Ansätze zur Bildinterpretation

„Farben sind Strahlungskräfte –
Energien die auf uns in positiver oder negativer Weise einwirken,
ob wir uns dessen bewusst sind oder nicht."

(Itten)

1. Vom Zauber der Farben

Nach der Aussage des Schweizer Malers und Pädagogen Johannes Itten können Farben unser Befinden sehr stark beeinflussen. Physikalische Untersuchungen belegen, dass bestimmte Frequenzen auf Stoffe treffen und dadurch Farben erst sichtbar machen. In der Psychologie bzw. Psychotherapie wird der subjektiven Bedeutung sehr viel Wert beigemessen, d.h. die Eindrücke der Farben werden mit verschiedenen Stimmungen assoziiert, die über Jahrhunderte immer wieder mit der gleichen symbolischen Bedeutung belegt werden können. Ich habe mich in den nachfolgenden Ausführungen zunächst auf die drei Grundfarben Rot, Blau und Gelb sowie auf Schwarz und Weiß bezogen, weil sie mir zum Verständnis ihrer symbolischen Bedeutung am aussagekräftigsten erschienen. Ich beziehe mich hier im Wesentlichen auf die psychologischen Farberfahrungen und Ansätze von Ingrid Riedel und Verena Kast.

Die Wahrnehmung der Farben gehört zu den elementarsten Sinneserlebnissen des Menschen.

Etwa zwei Drittel seines Tages verbringt der Mensch mit Kommunikation, zum größten Teil mit Sehen und Zuhören, zum kleineren Teil mit Sprechen. Die Sprache hat ohne Zweifel eine sehr große Bedeutung in der Kommunikation, doch wenn wir uns, wie in den vorangegangenen Ausführungen, den nicht sprachlichen Symbolen zuwenden, die ebenfalls Botschaften übermitteln, so müssen wir die Farbsymbolik auch mit einbeziehen. Farben erregen, unabhängig vom sozialen Kontakt, Aufmerksamkeit, weil sie unmittelbare Anreize für unsere Wahrnehmung bedeuten. Bei der sprachlichen Kommunikation sind es zwei physiologische Komplexe, Ohr und Stimme, die sich auf Eindruck und Ausdruck spezialisiert haben. Bei der farblichen Kommunikation steht neben dem – rezeptiven – Auge ein dem Mund vergleichbares Organ für den Ausdruck nicht zur Verfügung. Die menschliche Haut z.B. hat nicht die Möglichkeit, durch rasche Änderung der Pigmentierung Farbsymbole zum Zwecke der Kommunikation einzusetzen. Einzelne Farben, dazu gehört bevorzugt die Farbe Rot, üben auf unsere Sehorgane einen gewissen Reiz aus, der wiederum eine psychische Reaktion zur Folge hat, die auf verhaltenspsychologischer Grundlage mit einer besonders hohen Bedeutung belegt worden ist.

„Es kommt zu Farbempfindungen (Sinneserlebnissen), wenn sichtbare Strahlung (etwa 380 bis 750 nm) als Farbreiz im Auge auf die lichtempfindlichen Organe der Netzhaut trifft und diese erregt, aber auch nach Aufhören einer solchen Strahlung können Farben empfunden werden. Selbst ohne Erregung des Sehnervs können Farben ‚gesehen' werden, z.B. im Traum oder in der Vorstellung."[18]

Assoziationen, Gedanken und Ideen, die Farbeindrücke bei einem Menschen hervorrufen, sind oft spontan und beruhen auf einer Ähnlichkeit zu Dingen der natürlichen Umwelt.

Auf dieser Abstammungslinie tut sich ein wichtiger Teil des praktischen Umgangs mit Farben auf, bis hin in den übernatürlich-magischen Lebensbereich, wo Farben, einer solchen Ähnlichkeit entsprechend, direkt zur Beeinflussung des Schicksals eingesetzt werden. Abgesehen von dieser natürlichen Abstammungslinie hat die Farbe aber auch einen konventionellen Ursprung, der rein vom Menschen geschaffen worden ist. So werden Farben bestimmte Bedeutungsinhalte zugeschrieben. Verena Kast bemerkt hierzu folgendes: *„Nehmen wir z.B. die Farbe Rot: Farben sind über ihre Farbqualität hinaus auch Bedeutungsträger. Das Rot bringen wir in Zusammenhang mit dem roten Blut, das wir existenziell erleben; und so bekommt Rot die Bedeutung von Leben, Lebendigkeit, Leiden, Leidenschaft usw. Es ist kaum denkbar, dass es möglich wäre, eine Konvention zu schaffen, nach dem alles, was mit Leiden, Leidenschaft, warmer Emotion zu tun hat, durch Grün symbolisiert würde. Wir können nicht durch Abmachung einem Symbol eine neue Bedeutung geben, weil diese Bedeutung unmittelbar mit dem Bild zusammenhängt."*[19]

[18] Brockhaus 1968, sechster Band

[19] Kast, V.: a.a.O., S. 20

Jede Farbe hat aber auch einen Gegenpol, d.h. ihr können sowohl positive als auch negative Bedeutungen zugeschrieben werden. Diese sind von der jeweiligen Nuance abhängig.

So verbindet man ein helles warmes Rot mit Liebe und Wärme, während ein dunkles Rot eher aggressiv wirkt und mit Blut und Kampf in Verbindung gebracht wird.

Farbe ist Kraft, Kraft ist Leben.
Farben in ihrem Eigenleben,
weinend und lachend,
Traum und Glück,
heiß und heilig,
wie Liebeslieder und Erotik
(Nolde)

2. Die Ausstrahlung der Farben

Wie Farben auf uns wirken

Durch die Allmacht der Medien mit ihrer nicht mehr kontrollierbaren Bilderfülle sind wir immer mehr der Manipulation – auch der unserer Farbenwelt – ausgesetzt. Aus einer Meldung der Stuttgarter Zeitung war zu entnehmen, dass demjenigen, der in violett gestrichenen Räumen arbeiten muss, die Ohren abends besonders stark dröhnen, olivgrüne Töne dämpfen dagegen den Lärm, gelb-grüne oder blaue Farben mildern dumpfe Geräusche. Welche Erkenntnisse uns jedoch wissenschaftlich weiterbringen, ist trotz der Vielfalt der Untersuchungen nicht annähernd eindeutig zu bestimmen. Sicher ist die Farbe ein Ausdrucksträger unserer Seelengründe, ein Überschuss an psychischer Energie, die zur kreativen Gestaltung drängt. Czerny[20] behauptet, dass hin-

[20] vgl. Czerny, M.: a.a.O., S. 41

ter den Farben ein archetypisches Muster stehe, das symbolhaft zu verstehen sei. Im Ausdruck der Farbe finde eine energetische Transformation von der unbewussten auf die bewusste Ebene und wiederum zurück in die unbewusste Bilderwelt statt.

Die Wahrnehmung von Farben hat in der menschlichen Entwicklung eine Evolution durchlaufen. So konnten die alten Griechen noch kein Blau erkennen, der Himmel war für sie honigfarben. Aus dem einfachen Farbenwortschatz schwarz, weiß, dunkel und hell, leiteten sich erst später die Grundfarben ab. Von den drei Grundfarben (Rot, Blau und Gelb), auf die ich mich in meinen Ausführungen hauptsächlich beziehen werde, ist Rot die Farbe, die in ihrer Gegensätzlichkeit am deutlichsten beschrieben wird.

2.1 Rot

Wie bereits erwähnt, gibt es zu der Farbe Rot zahlreiche Assoziationen, die in Hunderten von Versuchen prozentual am häufigsten genannt werden. Innerhalb der frühen Forschung der wissenschaftlichen Farbpsychologie haben bereits 1912 Stefanescu-Goanga und Birren hierzu Untersuchungsreihen durchgeführt. Birren führte Experimente durch, wonach die Versuchspersonen mit geschlossenen Augen vor eine farbige Wand gesetzt wurden, wobei sie mit ausgestreckten Armen die Wand berühren konnten. Eine gelb-rot-farbene Wand brachte sie dazu, die Arme auszubreiten; eine blau-grüne, sie zusammenzunehmen. Vor der rot bestrahlten Wand schreckten viele unwillkürlich zurück und wurden unruhig, während sie auf die blaue wie angezogen zugingen – eine deutliche Reaktion auf die aktiv herandrängende oder die passiv zurückweichende Wirkung der betreffenden Farben. Die nachfolgende Befragung, ihre Assoziationen betreffend, ergab, dass sich die affektive Ansprechbarkeit durch eine bestimmte Farbe bzw. deren psychische Wirkung anheben ließ. So lauteten die Aussagen zu der Farbe Rot: *„Man fühlt sich unter ihrer Einwirkung willenlos, als stünde man unter einem Zwang, widerstandsunfähig.“* – *„Ich fühle mich nach vorne gedrängt: die Farbe hat eine anspornende, angreifende Wirkung.“*[21] Auch kamen in späteren Studien mit Studenten immer wieder die Assoziationen Blut und Feuer an erster Stelle. Eine andere Interpretation von Jolande Jacobi[22] beschreibt als Ausdruckswer-

[21] Riedel, I.: „Farben“, a.a.O., S. S. 18

[22] vgl. Jacobi, J.: „Vom Bilderreich der Seele“, Olten 1969, Oettingen 1980, in: Riedel, I.: S. 19

te Frische, Vitalität, Lebenssteigerung, Nähe, Sinnlichkeit, Sexualität, Leidenschaft, Erregung, Aufruhr, Rebellion, Krieg, Kampf, Gefahr, Lebensbedrohung. Rot gelte schließlich auch als Laster und als Farbe des Satans. Max Lüscher[23] benennt folgende Ausdruckswerte der Farbe Rot als wichtigste: autonom, aktiv und beherrschungsstrebend. Rot sei der Impuls, vitaler Eroberungswille – von der sexuellen Triebkraft bis zur revolutionären Umgestaltung. Im Gegensatz zu Grün zeige Rot die Assoziation von Willensstoßkraft zur Willensspannkraft. Rot könne zugleich aufregen oder anregen. Nach dem Ansatz von Goethes Farbenlehre[24] hat Rot eine positive Wirkung: lebhaft, regsam und strebend. Wir würden dies heute als extrovertiert bezeichnen. Immer wieder findet man Beschreibungen, bei denen Rot dem Blut zugeordnet wird, das lebendiger Fluss bedeutet und als lebenserneuernd und reinigend gilt, aber zugleich Feuer, Zerstörung und Kampf symbolisiert. Zur Symbolik schreibt Ingrid Riedel[25] folgendes: *„Die Scala des Rot reicht in ihrer emotionalen Ausdrucksfähigkeit von Aggression, Zerstörung und Tod bis zu Liebe, Hingabe und Opfer, was sich durchaus auch in den Tönen, die verwendet werden, ausdrückt. Es läßt sich ein Rot der Hingabe von einem Rot der Gewalt oder einem Rot des Todes unterscheiden. […] Einen Himmel voll dunkelroter Glut, nun aber als Zeichen der allumfassenden Liebe, des kosmischen Eros, zeigt ein monumentales Bild von Marc Chagall aus der Serie zum Hohen Lied: Über der dunklen Silhouette von Jerusalem reitet das Liebes- und Brautpaar auf einem weiß-roten Pferd mit flammenden rotem und gelbem Flügel: Hier verbildlicht die Feuerfarbe Rot die Empfindung leidenschaftlicher Liebe, von der es im hohen Lied heißt: ‚Ihre Flammen sind Flammen des Herrn…'"*

Zusammenfassend ist die Farbe Rot als eine anregende, aufregende, erregende bis aggressive Farbe zu werten. Sie sollte jedoch immer im Zusammenhang mit dem Gesamtbild und der Aussage des Produzenten betrachtet und gedeutet werden.

In vielen Fällen erlebe ich, dass durch ein dunkles sattes Rot, das im Bild dominiert, z.B. als Feuer, eine Welle zurückschlägt, die manch ein Klient schwer zu ertragen bereit ist. Es kommt eine ihm fremde Energie zum Vorschein, die ihm ungeheuerlich ist, ihm Angst macht. Verletzungen, Zerstörungen aber auch Kraft treten hervor. Sie können

[23] vgl. Lüscher, M.: „Der Lüscher-Test", Persönlichkeitsbeurteilung durch Farbwahl, Hamburg 1972, S. 21 - 30

[24] vgl. Goethe, J.W.: „Farbenlehre", Vollständige Ausgabe der theoretischen Schriften, Tübingen 1953 (Ausgabe der wissenschaftlichen Buchgemeinschaft) in Riedel, I.: „Farben", a.a.O., S. 72

[25] Riedel, I.: „Farben", a.a.O., S. 31 ff

aber nur dann bearbeitet werden, wenn der Klient keine Abwehr mehr zeigt und bereit ist, sich auch mit seinen Verletzungen, destruktiven Gefühlen, Aggressionen, Wut und Schmerz auseinanderzusetzen.

Rot kann aber auch eine ganz andere Bedeutung haben. Wenn z.B. rote Äpfel, andere Früchte oder blühende Pflanzen (Mohnblumen) in kräftigem Rot gemalt werden, oder ein Kleidungsstück, das den Körper besonders schmücken soll, tritt ein weiteres Symbol in den Vordergrund: In diesem Fall kann es Fruchtbarkeit bedeuten, neue Lebensenergie, etwa wie die oben genannten roten Früchte an den Bäumen. Nicht der Farbe Rot, sondern der Symbolik des Baumes sollte hier Vorrang gegeben werden.

2.2 Blau

Meine persönliche Faszination für Blau entdeckte ich bei einer Führung im Städelschen Kunstmuseum in Frankfurt, bei der unter anderem ein Bild von Ives Klein (1928-1962) mit dem Titel „Kleine Nachtmusik" erklärt wurde. Dieses Bild, in dem ausschließlich die Farbe Blau verwendet wurde, deren Leuchtkraft von ganz intensivem Ultramarinblau erscheint, das der Künstler aus Lapislazulistein gewonnen hatte, wirkte auf mich in einer ganz besonderen Weise ungeheuer ruhig und zugleich stark und tief. Es hieß, Ives Klein verfolgte damit einen Freiheitsgedanken. Er wollte keine Spannung in seinem Werk zum Ausdruck bringen und keine Beeinflussung durch andere Farben. Zu seiner Biografie wurde erwähnt, dass es in seiner Herkunftsfamilie immer Spannungen wegen zweier Kunstrichtungen, die beide Eltern vertraten, gab, unter denen er zu leiden hatte. Offensichtlich versuchte er in seinem Bild den Widerstreit zwischen Geist und Materie auszudrücken, indem er durch blau gefärbte Schwämme und Holzteile auf dem unteren Bereich des Bildes eine gewisse Schwere und nach oben hin eine gewisse Leichtigkeit darstellte. Insofern entstand doch eine unbewusste Spannung in diesem Werk, die das Bild interessant werden lässt. An dieser Stelle wurde für mich klar, dass unbewusste Gefühle durch Malen zum Ausdruck gebracht werden können.

Nennt man die Farbe Blau, ganz gleich in welchem Zusammenhang, so assoziiert man Himmel, Luft und Wasser. In großen Gebirgshöhen treffen wir diese Reinheit der Himmelsfarbe an und zugleich ein tiefes Blau des Bergsees. Die Grunderfahrung, die wir in der Natur mit einer bestimmten Farbe machen, bringen wir mit ganz bestimmten Emotionen in Zusammenhang. Blau – die Weite – die Tiefe.

Heimedahl deutet in seinem Experiment die Farbe Blau: *„Als Himmels- und Meeresfarbe zeigt Blau bereits seine wesentlichste Eigenart: Unbegrenzte Ferne und Tiefe"*[26] Ingrid Riedel beschreibt Ausdrücke, die im übertragenen Sinne mit Blau korrespondieren, z.B. als *„Blume der Romantik"*, aber auch als *„Symbol des Wunderbaren"* im Märchen. *„Ins Blaue fahren."* Der blaue Zustand des Rausches, in dem Raum und Zeit sich verändern, in dem die eigenen Fähigkeiten überschätzt und die Realität sowie das Gewicht der Dinge unterschätzt werden. Zur psychischen Wirkung beschreibt sie ein Experiment von Stephanescu-Goanga, in dem sich eine Versuchsperson folgenderma-

[26] Ebd., S. 50

ßen äußert: *„Das Blau bringt mit sich etwas Geheimnisvolles, man fühlt sich leicht und träumerisch gestimmt."* Als psychische Wirkung der Farbe Blau werden am häufigsten *„Sehnsucht, Melancholie, Träume, Beruhigung, Depression, aber auch Erweiterung des Geistes"* assoziiert.

In diesem Zusammenhang interpretiert Riedel einige Untersuchungsergebnisse wie folgt: „Frieling und Auer unterscheiden die Wirkung des dunklen Blau als vertiefend, konstruktiv, beherrscht deutlich von der des hellen Blau als sehnend, geheimnisvoll, empfangend". Birren empfindet Blau als kontemplative Farbe: „Unter dem Einfluß von Blau wird die Zeit unterschätzt und Gewichte werden für leichter befunden."

In Goethes Farbenlehre bestimmt Blau die Farben der passiven, der Minusseite seines Farbsystems. Von Blau geht nach Goethe eine „unruhige weiche, sehnende Empfindung" aus.

Kandinsky sieht in Blau *„die Vertiefungsfarbe"*. Sie führt in ihren physischen Bewegungen vom Menschen weg und zum eigenen Zentrum hin: Die Neigung zur Vertiefung ist so groß, dass es gerade in den tieferen Tönen intensiver wird und charakteristischer, innerlicher wirkt. Je tiefer, desto mehr ruft es den Menschen ins Unendliche, weckt in ihm die Sehnsucht nach Reinem und schließlich nach Übersinnlichem. Sehr tief greifend entwickelt Blau das Element der Ruhe. Das tiefe Blau ist für Kandinsky der *„ewige überirdische Schwerpunkt"* der Farben, während sich im tiefen Grün im Unterschied dazu „irdische Ruhe, Zufriedenheit, Selbstzufriedenheit" ausdrückt. Aus dem Volksmund ist der Spruch *„mein Gott, bist du blauäugig"* uns allen hinreichend geläufig, ich persönlich verbinde damit, dass diejenige Person, der diese Zuschreibung gilt, realitätsfremd, verträumt und eher wunschgemäß denkt, was sich jedoch mit der Wirklichkeit wenig vereinbart.

Dominiert die blaue Farbe im Bild, so kann dies ein Hinweis auf Weite, Ferne, Sehnsucht nach Ruhe, aber auch ein „Wegtauchen aus dem Alltag" bedeuten. Auch hier kann eine Deutung jedoch nur in Verbindung mit andern Elementen ein aussagekräftiges Ergebnis bilden.

Es kommt wieder auf die Nuancierung an. Ein mittleres Blau – etwa ein Jeansblau oder Blaudruck auf Baumwollstoffen – wird oft für Berufskleidung, Uniformen und Schulkleidung verwendet, die eine bestimmte Sachlichkeit und Neutralität symbolisieren.

2.3 Gelb und Grün

Ein Haiku (japanische Dreizeiler) von Buson[27] nennt in seinen knappen Zeilen die wesentlichen Assoziationsfelder, die sich mit Gelb verbinden:

„Der Raps in Blüte
Sonnenball im Osten
der Mond im Westen“
(Buson)

In diesem Zitat werden drei vollkommen verschiedene Gelbtöne symbolisiert.

Ingrid Riedel deutet das „Rapsgelb“ als einen positiven Ausdruckswert, der ebenso anderen Pflanzen und Früchten zuzuordnen sei, z.B. Löwenzahn, Sonnenblume, Kürbis, Melone, Paprika usw. Aber auch Tiere, z.B. Giraffen, Bienen, Vögel, Falter, Wespen oder Hummeln werden zu Gelb genannt. Das blasse Gelb des Sandes, der Dünen und der Wüste kommen hinzu und bilden somit ein enorm großes Feld von weiteren Assoziationen, die in der Natur vorkommen.

In Farbexperimenten von Birren[28] , auch als Assoziationsexperimente beschrieben, wird als erstes das Sonnenlicht erwähnt, auch ein Zusammenhang zur Farbe Grün hergestellt, die sich mit Vegetation verbindet. Gelb sei eine der zwiespältigsten Farben, denn bei der Bildung von Assoziationsketten komme es zu dieser Zwiespältigkeit, so Riedel. Als Negativerfahrung wird Gelb mit Krankheit (Gelbsucht, Eiter, Urin) in Zusammenhang gebracht, darüber hinaus auch mit Schärfe, z.B. Kanarienvogel als Ausdruck scharfen Singens, Zitrone als Ausdruck scharfer Säure, oder das gelbe Gift der Reptilien, wobei die negative Assoziation von Gelb eher selten ist.

Goethe schreibt in seiner Farblehre darüber folgendes: *„In Gelb triumphiert das Licht in der Farbe und Farbe befreit sich lichttrunken aus jeder Bindung, verströmt über alle Grenzen, will sich ausbreiten und vervielfältigen.“*[29]

---

[27] Buson: „Der Raps in Blüte“ in: Ulenbrook, J.: „Haiku - Japanische Dreizeiler“, München 1979

[28] vgl. Birren, J.E.: „Color Psychologie and Color Therapy“ New York 1950, S. 77 ff, 234 f, 267 f, in: Riedel, I.: a.a.O., S. 70 ff

[29] Goethe, J.W. in: Riedel I.: „Farben“, a.a.O., S. 72

In weiteren wissenschaftlichen Untersuchungen findet man Begriffe wie extrovertiert, erregend, lebhaft, antriebsstark, befreiend, inspirierend und vital. Die exzessiv übertriebene Wirkung von grellem Gelb findet man häufig in der Literatur.

Kandinsky schreibt der Farbe Gelb in seinem Buch „Über das Geistige in der Kunst" subjektiv überwiegend negative Eigenschaften zu. Es beunruhige den Menschen, rege ihn auf, sei frech und aufdringlich, könne für Auge und Gemüt zu einer unerträglichen Kraft werden und schließlich als farbliche Darstellung des Wahnsinns wirken. Nach psychiatrischer Erfahrung werde die Aussage von Kandinsky belegt. Gelb sei tatsächlich eine Farbe, die von Schizophrenen häufig verwendet würde. Das grelle Gelb stehe für, so Heimdahl nach Riedel zitiert, „Erlebnisbegriffe, Übersteigerung, Leichtsinn, Aufregung, Verausgabung und Verschwendung".

Zur Farbe **Grün** schreibt Czerny folgendes: *„[...]der Grün-Archetypus macht sich in einer unübersehbaren Art und Weise in unserem Leben und Erleben bemerkbar. Er verkörpert wohl den stärksten Aspekt des Lebens und der Verbundenheit mit der Natur."*[30] *Grün steht für das „ewig sich Erneuernde" und ewig „Bleibende"*. Im Mittelalter wurde mit Grün die Seele verkörpert. Der Grün-Archetypus steht für Leben und Tod.

Somit steht Grün für den Kreislauf der Natur in seinen äußeren Wandlungsformen, aber auch für die umwandelbare Seele.

Grün wurde aber auch oft als fahle Leichenfarbe in Gemälden des Mittelalters verwendet und mit Melancholie und Tod verbunden.

Beeindruckend ist eine grün-goldene Christusdarstellung[31] im Frauenmünster in Zürich, die sich so eindrucksvoll innerhalb der Komposition von fünf anderen Fenstergestaltungen hervorhebt, dass es sich um keinen Zufall handeln kann. Das Christusfenster bildet mit seinen zwölf Metern Höhe den Mittelpunkt der vier übrigen Fenster. Grün bildet also hier die Mitte des Farbsystems, auch im Regenbogen, weil sich die Farben Gelb und Blau übereinander schieben. Es gilt als die Farbe der Versöhnung und Barmherzigkeit (jüdische Mystik der Kabbala).

[30] Czerny, M.: a.a.O., S. 41

[31] vgl. Chagall, M.: „Der grüne Christus" Frauenmünster – Fenster, Zürich 1970, dazu auch: Riedel, I.: „Farben", a.a.O., S. 121

Aber auch Grün hat wie jede andere Farbe einen Gegenpol. Grün wird im Zusammenhang mit etwas „Giftigem" assoziiert, nämlich Schimmel, Fäulnis usw., daher der Ausdruck: „Giftgrün".

Insgesamt gesehen wird jedoch Grün am häufigsten mit der Natur in Verbindung gebracht, indem es ein Symbol für kosmische Kraft, Wachstum, Hoffnung, Werden und Wiederauferstehung darstellt, vielleicht auch eine Botschaft aus dem tiefsten Inneren für Erneuerung und für Weiterleben nach dem Tode.

Für mich ist es wichtig, wie ein Maler zu seiner „Farbsprache" kommt, was er mit einer bestimmten Farbe zum Ausdruck bringen möchte und welche Assoziation schließlich die Farben in ihm auslösen. Welche subjektive Bedeutung hat die Wirkung einer Farbe für den Betrachter?

Es gibt unzählige wissenschaftliche Untersuchungen über die Symbolik von Farben und deren Bedeutung aus kultureller, soziologischer, historischer, naturwissenschaftlicher Perspektive. Untersucht wurden auch praktische Nutzen von Farben für die Ordnung des menschlichen Zusammenlebens, die von der Straßenverkehrsordnung über die Parteipolitik, die Werbung, bis hin zu den verschiedenen religiösen Auffassungen, die besonders im Mittelalter eine große Rolle spielten, reichen. Nicht nur in christlichen, sondern auch in anderen Kulturkreisen, wie z.B. den altägyptischen, altchinesischen oder frühen griechischen, ist zu erkennen, dass die Kultursymbolik auf dem natürlichen Farberleben beruht. Angesichts der Farberfahrung in der Natur bilden sich emotionale Hauptakzente einer Farbe, und diese werden dann jeweils auf soziokulturelle und religiöse Erfahrungen übertragen.[32] Auch die Kennzeichnung des Standes wurde im Mittelalter durch die Kleidung verkörpert. Weinrot trug damals der Scharfrichter, heute die juristische Oberinstanz.

Schwarz und Weiß gelten im eigentlichen Sinn nicht als Farben, im therapeutischen Kontext haben sie jedoch einen hohen symbolischen Stellenwert.

[32] vgl. Riedel, I.: „Farben"; 1983, S. 9

Mit Tiefschwarz verbindet man Dunkelheit, Tod, Trauer, tiefe Nacht und Stille. In vielen Kulturen kleiden sich ältere Frauen Schwarz – sie haben die Jugend hinter sich und nähern sich der Ernsthaftigkeit, der Stille und dem Ende. Schwarz wird aber auch mit Festlichkeit, Würde und Eleganz in Verbindung gebracht. In den religiösen Festen findet man beides – Schwarz und Weiß – in Verkörperung von Leben und Tod. Weiß steht symbolisch für Unschuld, Reinheit, Freude und Festlichkeit.

Mit Schwarz lässt sich jede Farbe verdunkeln, mit Weiß aufhellen. Schwarz-Weiß vermittelt eine depressive Stimmung – miteinander gemischt entsteht Grau. Grau kann in Verbindung mit anderen Farben elegant und fein wirken, als Farbe für sich steht es jedoch eher für Tristesse (alles Grau in Grau), Öde und Langeweile.

3. Von Symbolen und Zeichen

Ein weiterer wichtiger Punkt, der beim Prozess des Malens zutage tritt, ist die Symbol- und Formgebung. Das Wort „Symbol" stammt von dem griechischen Wort „Symbolon", ein Erkennungszeichen bzw. Sinnbild, ab. Ursprünglich wurde der Begriff folgendermaßen definiert: das Erkennungszeichen, das aus zwei Bruchstücken (einer Schale o.ä.) Zusammengefügte, das die Zusammengehörigkeit der Besitzer anzeigt. Bei einem Symbol handelt es sich zunächst um einen ganz alltäglichen Gegenstand, der sinnlich wahrnehmbar ist, aber darüber hinaus auf etwas Hintergründiges verweist. Ein Symbol kann ein sichtbares Zeichen für eine unsichtbare Wirklichkeit sein. Es sind hier jeweils zwei Ebenen zu beachten: In etwas Äußerem kann sich etwas Inneres offenbaren, in etwas Sichtbarem etwas Unsichtbares, in etwas Körperlichem etwas Geistiges, in etwas Besonderem etwas Allgemeines. Kennzeichnend ist hierbei, dass das Symbol immer einen Bedeutungsüberschuss ermöglicht.

Das Symbol und das in ihm Repräsentierte haben also einen inneren Zusammenhang, sie sind voneinander nicht zu trennen, ganz im Gegensatz zu einem Zeichen.

Symbole zeigen sich in Traumbildern, in Bildern, in der Dichtung, in Religion und Kunst. Sie können sehr spontan entstehen und uns emotional ansprechen, wie es oft in Film und Werbung gewünscht wird.

Im bildhaften Ausdruck sind Symbole für den therapeutischen Prozess außerordentlich wichtig. Die Bedeutung, die sich hinter einem Symbol verbirgt, wird erlebbar und emotional fühlbar, d.h. die Auseinandersetzung von Unbewusstem und Bewusstem kann erfolgen. Häufig kann bereits im ersten Bild durch ein Symbol ein Konflikt sichtbar gemacht werden. Der Bedeutungszusammenhang kann von Person zu Person unterschiedlich sein, d.h. für den Betrachter kann er unter Umständen eine ganz andere Bedeutung haben als für den Klienten.

Deshalb ist nur die subjektive Bedeutung des Symbols für den Klienten von therapeutischem Nutzen.

Sie muss sehr sorgfältig herausgearbeitet werden. Nehmen wir zum Beispiel das Herz. Es symbolisiert im Allgemeinen Verliebtsein, Liebe, Wärme, Innigkeit, Verbundenheit. Das Herz mit Amor, Pfeil und Bogen bedeutet: Die Liebe hat uns getroffen. Ebenso kann es Schmerz, Leid und Traurigkeit bedeuten. Ein Symbol kann also nur im Zusammenhang mit der Assoziation des Produzenten und dem Gesamteindruck eines Bildes zu einer brauchbaren Aussage gebracht werden.

Zeichen gelten als stellvertretend für etwas, sie bieten im Gegensatz zum Symbol keinerlei Bedeutungsüberschuss, weil sie eindeutig auf irgendetwas Bestimmtes hindeuten bzw. hinweisen sollen. Verkehrszeichen dienen zur Regelung des Straßenverkehrs oder „Messer und Gabel" weisen auf ein Restaurant hin. Zeichen können auch ersetzt werden, wenn sie beispielsweise nicht mehr zeitgemäß sind oder dem allgemeinen Geschmack nicht mehr entsprechen. Mit einem Zeichen wird nichts Hintergründiges abgebildet.[33] Philosophisch wird der Symbolbegriff als Zeichen verstanden. In diesem Sinne versteht auch E. Cassirer seine „Philosophie der symbolischen Formen" (Sprache, Mythos, Erkennen). Für ihn ist die Repräsentation durch das Symbol die Grundfunktion des Bewusstseins; alles Denken in Sprache ist in einem weiten Sinn symbolisch oder modellhaft. Aber auch ein sprachfernes Denken, wie das der symbolischen oder mathematischen Logik (Logistik), bedient sich der Zeichen oder Symbole (Modellbegriffe), allerdings sehr abstrakt und eindeutig.

Symbole sprechen jedoch nicht so sehr unseren Intellekt, sondern sehr viel mehr unser ganzheitliches Denken an, unsere Bezogenheit auf eine unsichtbare Wirklichkeit. Für die therapeutische Arbeit mit Bildern, Träumen und Märchen sind diese Phantasien von großem Wert, denn sie führen uns direkt auf den Weg des Unbewussten, hin zu verborgenen Konflikten und Komplexen, die es zu bearbeiten gilt.

An dem nachfolgenden Beispiel aus der Fallgeschichte „Sarah" möchte ich dies verdeutlichen: Da Sarah nach ungefähr einem Jahr Therapie noch nie ihre Familiensituation dargestellt hatte, gab ich ihr den Auftrag, ein Familienbild zu malen. Ich stellte ihr frei, in welcher Art und Weise, z.B. durch Tiere, Formen, abstrakt oder gegenständlich. Es entstand ein Bild mit dem Titel „Masken". Würde ich dieser Darstellung eine rein rationale Bedeutung beimessen, so würde ich mich ausschließlich mit der begrifflichen, sprachlichen Bedeutung begnügen. Von therapeutischem Wert sind jedoch die Assoziationen und die Vernetzungen (Assoziationsketten) des Klienten und des Therapeuten.

[33] vgl. Kast, V.: „Die Dynamik der Symbole", Olten 1990, S. 19 ff

In diesem Fall brachten sie den therapeutischen Prozess ein erhebliches Stück voran. Sarahs Aussage führte mich hinter das „Familienlicht", und so ergab sich aus ihrem Verhalten für mich ein Sinn. Die Familienmitglieder waren als Masken dargestellt, es gab zwischen ihnen keinerlei Berührung. Sarah führte mich hinter die Masken; weshalb sich jedoch Vater, Mutter, ihr Bruder und sie selbst hinter den Masken verstecken mussten, war ihr nicht bewusst. Ich hatte die Vermutung, dass sich ein Geheimnis dahinter verbarg, das keinesfalls aufgedeckt werden durfte. Ich wusste, dass Sarah Männern gegenüber sehr misstrauisch war, was sich in der Weise äußerte, dass sie beispielsweise mit dem Nachhilfelehrer nicht alleine in einem Raum arbeiten wollte, männlichen Ärzten nicht vertraute und ärztliche Untersuchungen verweigerte. Zusammen mit ihrer Essensverweigerung, die nah an Magersucht grenzte, ergab dies nun für mich einen Sinn: Ihr Trauma war vermutlich ein missbräuchliches Erlebnis – ein Geheimnis, das in der Familie streng unter Verschluss gehalten wurde. Ihren Körper schützte sie mit Essensverweigerung, ihre Seele, indem sie ihre Gefühle nach außen

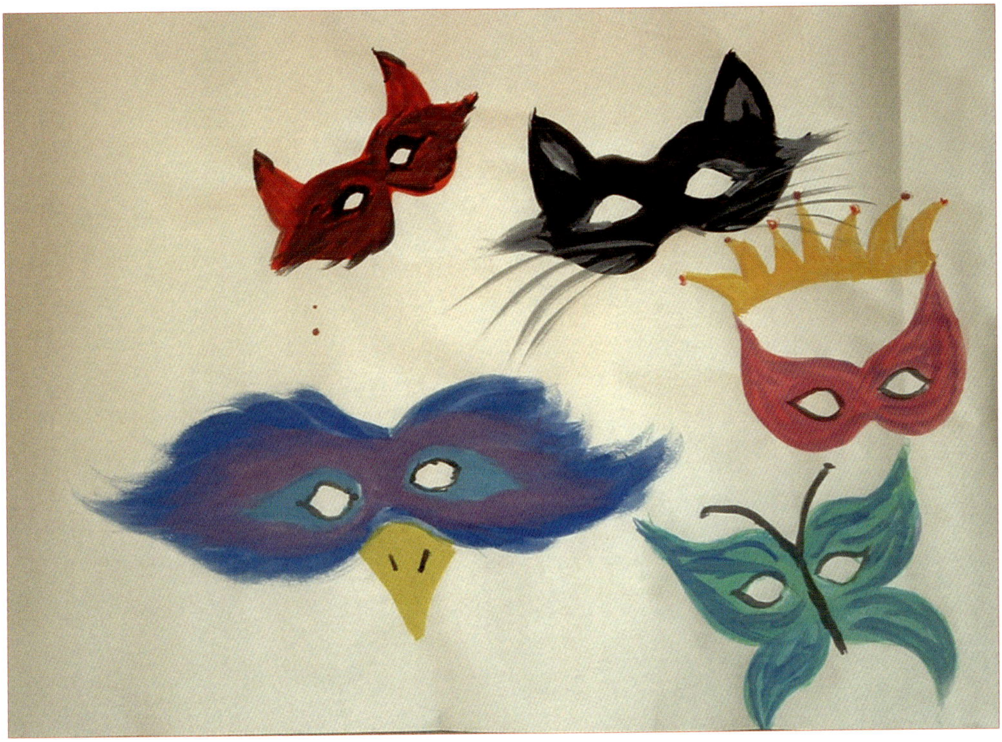

Abb. 3: „Masken"

verlagerte. Da Sarah den Übergriff nicht ansprechen konnte, sei es, weil sie ihn nicht erinnerte oder nicht ausprechen wollte, blieb mir nichts anderes übrig, als das Thema zu umgehen und mich lediglich zur Mitwisserin zu machen. Ich konnte jedoch vor diesem Hintergrund ihren Schmerz besser verstehen und wunderte mich nicht, als ihr Vater sich eines Tages bei mir zu einer Einzelstunde anmeldete, um sich bei mir auszuweinen. Gemeinsam betrachteten wir die Bilder seiner Tochter, die ihn tief berührten. Bedauerlicherweise wurde zu diesem Zeitpunkt die Therapie von Seiten der Eltern abgebrochen. In solchen Fällen, die leider auch zum therapeutischen Alltag gehören, kann ich nur wünschen, dass dem Klienten/der Klientin zu einem späteren Zeitpunkt eine gute therapeutische Weiterbehandlung zuteil wird.

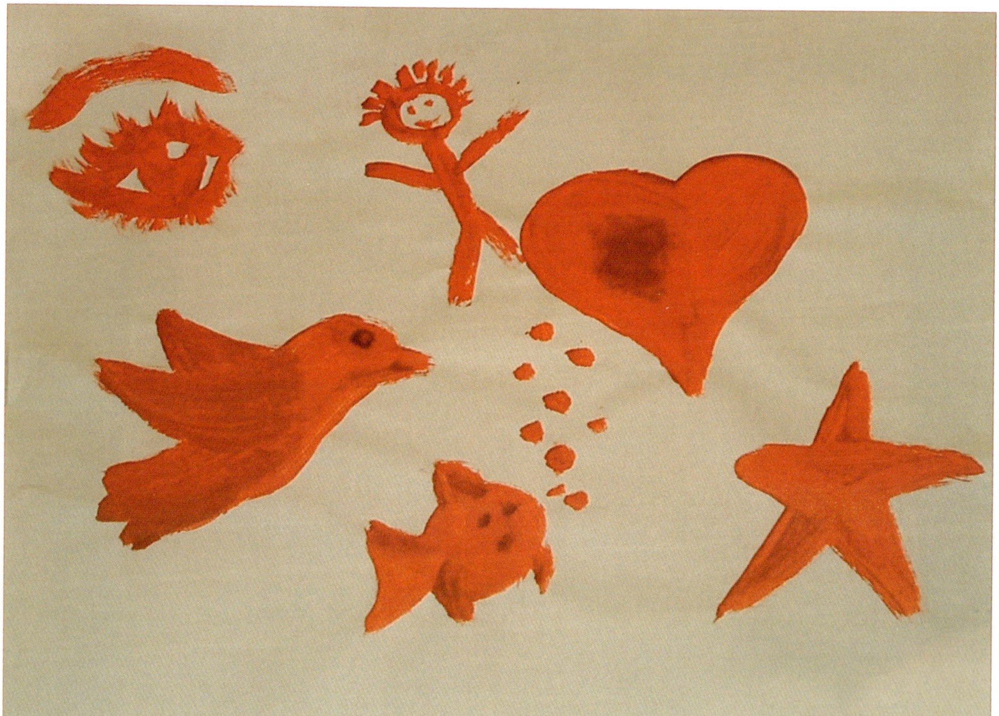

Abb. 4: „Symbole“

Hier, ebenfalls eine Abbildung aus der Serie „Sarah", wurden Emotionen symbolisiert, die nach außen (außerhalb der Personenzeichnung oben rechts) verlagert wurden, damit sie nicht mehr fühlbar sind. Es ist der Prozess des Abspaltens.

Ein Auge symbolisiert das „Sehen". Am linken oberen Rand angeordnet, aus dem Blick-Winkel, schaut das Auge auf den Rest des Bildes. Das kleine Persönchen oben hängt mehr oder weniger in der Luft. Das Herz berührt den Fuß und hat sich ansonsten selbständig gemacht. Das übergroße Herz klebt aber noch am Fuß. Man hat den Eindruck, die Gefühle sollen mit aller Kraft weggestoßen werden, was in Sarahs Fall zutrifft, denn mit dieser Gewalt würde das zarte Persönchen nicht fertig werden. Der Vogel symbolisiert Freiheit, in diesem Fall soll er von der Last befreien. Der Fisch im Wasser bedeutet „Untertauchen", ein Zeichen für „Flucht". Hier ist es vermutlich ein Sinnbild für ein traumatisches Erleben aus früher Kindheit, das nur in Form von winzig kleinen Bläschen an der Oberfläche auftaucht und auf direktem Wege Sarahs Gefühle berührt. Der Stern symbolisiert das Überirdische, das Ferne, aber auch die Sehnsucht nach Liebe und Wärme. In diesem Fall ist der Stern jedoch am unteren Bild auf der rechten Seite angeordnet und symbolisiert eher etwas Schicksalhaftes. Die Juden waren ebenfalls mit einem Stern, der zwar sechs Zacken hatte, abgestempelt. Diese Deutung würde zu Sarahs Geschichte passen. Nach Aussage von Sarah ist es auch ihr „Zeichen".

Nicht außer Acht zu lassen ist die Farbe Rot, die hier Feuer, Schmerz, Blut und Temperament verkörpert. Signalrot soll aufmerksam machen, ist ein „Stopp"-Zeichen, soll zum Anhalten zwingen, vor großer Gefahr schützen, wie das Männlein an der Ampel.

Im nachfolgenden Beispiel wird noch einmal verdeutlicht, wie Farben und Formen symbolisch im Malprozess ausgedrückt werden und im Dialog ihre Bedeutung entwickeln.

4. Der „wunde Punkt" (Fallbeispiel Nora)

„Ich habe mich endlich von all dem inneren Müll befreien können – es war schmerzlich, aber heilsam. Ich kann jetzt loslassen, Raum für Neues schaffen. Ich habe mich sozusagen erneuert."

In einer Ernährungsberatungsstelle kam ich mit einer Frau Ende vierzig ins Gespräch, die verzweifelt mit ihrem Gewicht kämpfte und ihre Last endlich los- werden wollte.

„Ich schaff das einfach nicht! Ich gebe mir die größte Mühe, und nichts geht runter." Ich sah, wie sie mit den Tränen kämpfte. Ich fragte sie, ob sie gerne malen würde. Daraufhin sah sie mich ungläubig an und antwortete: „Ja, ja natürlich, aber was hat das hiermit zu tun?" Ich erklärte ihr, dass sie vielleicht unbewusst gar nicht bereit sei, etwas an Gewicht abzugeben, für manche Menschen bedeute es Verlust, es sei ihnen aber nicht bewusst. Durch falsches Essverhalten werde mancher Frust kompensiert. Man will sich was Gutes tun, oder man „schluckt" alles! Ein „dickes Fell" sei auch ein Schutz, also etwas Nützliches, das in ihrem Leben einmal einen Sinn hatte. Aber irgendwann brauche man diesen Schutz nicht mehr, er werde zur Belastung und sei ungesund. Trägheit verstärke dann den Frust und könne schwere Depressionen auslösen. Ein Teufelskreis! Mit Disziplin, Diäten und durch eine Verhaltenstherapie könne man zwar das Essverhalten in den Griff bekommen, doch langfristig wären damit die eigentlichen dahinter liegenden Konflikte nicht gelöst. Im Laufe unserer Unterhaltung zeigte sie großes Interesse an den Ansätzen der Kreativtherapie, bei der durch die eigene Kreativität seelische Entlastung, Heilung und Stärkung erfahren wird und schließlich ein selbst schädigendes Verhalten abgelegt werden kann. „Vielleicht wäre das auch etwas für mich", äußerte sie und bat um einen Termin.

Nora war eine sympathische Frau mit einer Haut wie aus Marzipan. Sie lebte zusammen mit ihrem Mann und ihrer Familie auf einem abgelegenen Bauernhof. Während ihr Mann tagsüber noch einer anderen Tätigkeit nachging, hatte sie weitgehend für Haus, Hof, Tiere und Landwirtschaft zu sorgen. Sie wolle sich nicht beklagen, aber dennoch komme sie sich vor wie fremd bestimmt und ließe sich von ihrer Familie überrollen. Sie wünsche sich mehr Respekt und Achtung, würde auch gerne etwas Eigenes tun. Ich ahnte, dass sie etwas festhielt, was ihr persönlich nicht bewusst war, und bat sie, ein Bild mit dem Thema „Ich" zu malen.

Beim Betrachten gab sie ihrem ersten Bild (Abb. 5) mit den Worten „Ja, das ist es, es ist wie ein Auge, das tief verschüttet ist, es ist mein wunder Punkt" den Namen „Der wunde Punkt".

Das Auge, ein Symbol des Sehens, des Blickes in die Tiefe. Zugleich aber für Nora auch ein Symbol der Verletzung, das von mehreren Schichten fest umschlossen ist, wie von einer Schutzhülle. Es war also etwas verschüttet in ihrer Vergangenheit, was sie in bunten kräftigen Farben zum Ausdruck brachte. Verletzungen aufzudecken bedeutet Schmerz, aber auch Heilung. Bei der Betrachtung ihres Bildes sah sie ihre Wut und ihren Schmerz, den sie akzeptieren konnte, und somit fasste sie den Mut, sich mit ihren Gefühlen konfrontieren zu lassen.

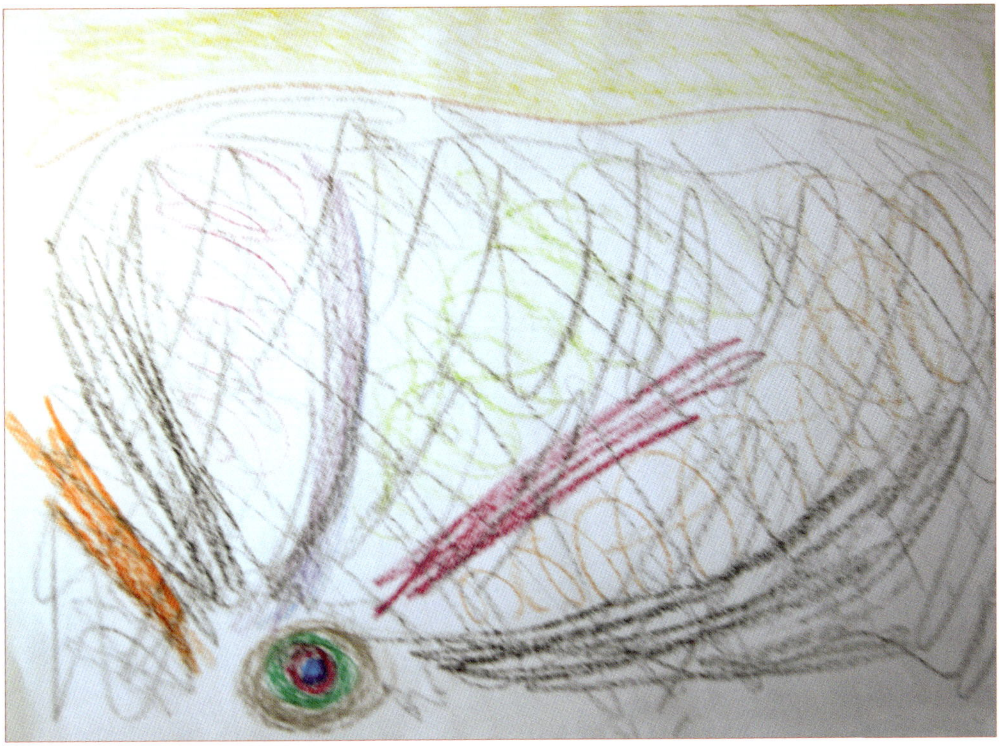

Abb. 5: „Der wunde Punkt"

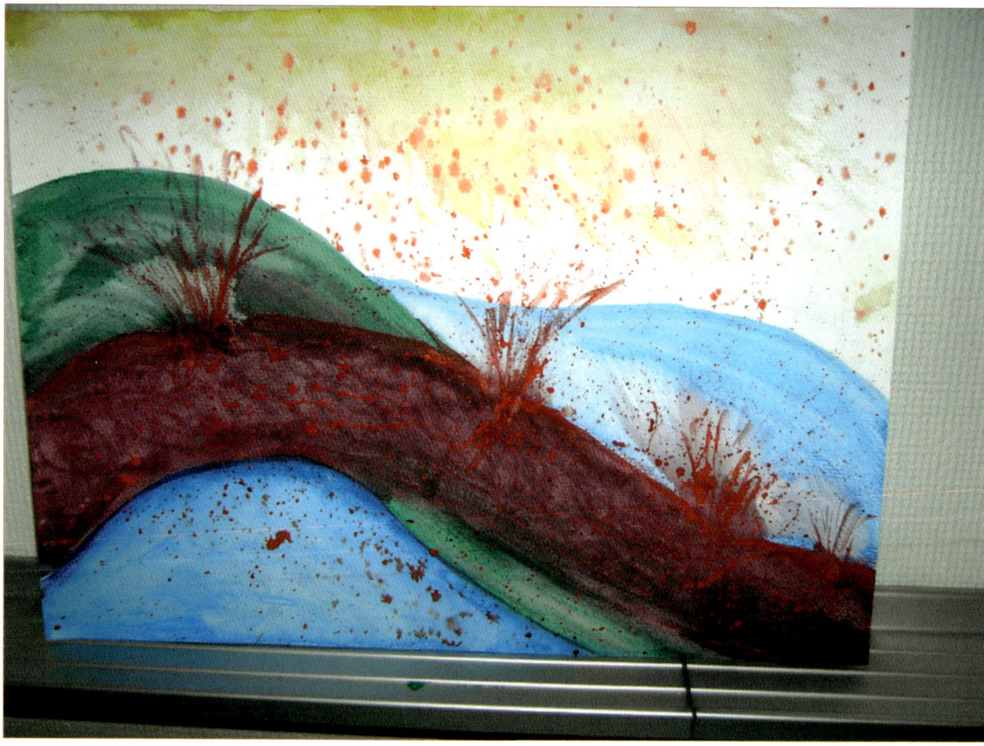

Abb. 6: „Aderlass"

In der darauf folgenden Sitzung kam es zum Durchbruch. Das Bild (Abb. 6), welches sie „Aderlass" nannte, zeigt deutlich, wie viele aufgestaute Gefühle sie in den vergangenen Jahren mit sich herumgetragen hatte und fest verschlossen hielt. „Frau darf niemals Wut und Aggressionen äußern!" Durch ihre destruktive autoritäre Erziehung, die durch Anpassung und Strafe geprägt worden war, wurden diese Gefühle regelrecht abtrainiert und mussten sich einen anderen Kanal suchen. Die dunkelrot durchzogene Linie, die aussieht wie eine Hauptschlagader, assoziierte sie sofort mit ihrem „Aderlass". Sie hatte unbewusst ihre prall gefüllte Ader, die kurz vor dem Platzen war, angestochen. In ihrer roten Gesichtsfarbe drückte sich ihre gesamte Wut aus. Ihren Schmerz und ihre Wut hatte sie unbewusst auf ihr Bild projiziert. Sie werden durch das kräftige Dunkelrot ausgedrückt, das aus einem dicken schlauchförmigen Gebilde herausplatzt und sich über das ganze Bild verströmt. Die „Landschaft" ihrer verletzten Seele kommt in diesem Bild deutlich zum Ausdruck.

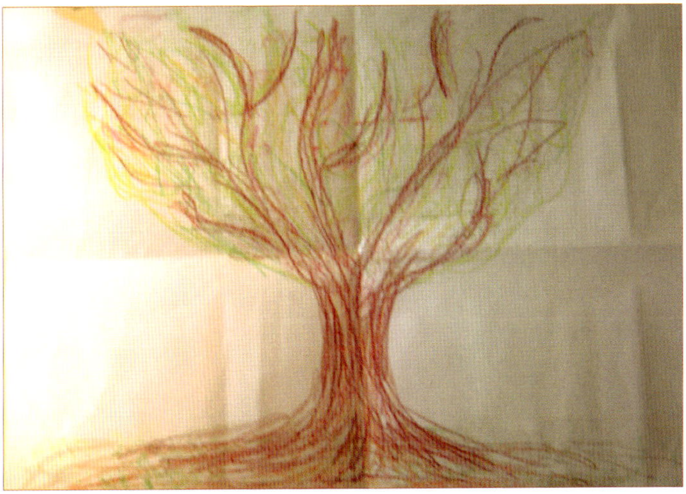
Abb. 7: „Mein Lebensbaum“

Nora war beim Anblick ihres Bildes zunächst geschockt. Die Gefühle, nämlich Wut, Trauer und Schmerz, die sie über Jahre unterdrückt hatte, brachen mit einer Heftigkeit durch und kamen in Fluss. In den darauf folgenden Sitzungen konnten sie durchgearbeitet und schließlich los-gelassen werden. In einer ausschließlich verbalen Therapie hätte dieser diagnostische Prozess womöglich Monate gedauert, weil die Kanäle der Ein-sicht vermutlich fest verschlossen geblieben wären.

In den nachfolgenden Therapiestunden erlebte ich meine Klientin befreiter. Sie malte ihren Lebensbaum (Abb. 7), in dem sie ihre Vergangenheit (ihre Wurzeln) integrieren und ihre Energien (Äste und Zweige) zum Wachstum bringen konnte. In diesem Prozess eröffneten sich neue Wege für ihre persönliche und berufliche Zukunft. Wünsche und Ziele, die für sie zu Anfang unerreichbar schienen, weil sie blockiert waren, konnten neu gestaltet und in die Realität umgesetzt werden.

Nora fand neuen Lebensmut und bemühte sich mit Anfang fünfzig noch einmal um eine Tätigkeit, die ihr Befriedigung und Freude verschaffte. Sie veränderte ihr Äußeres vorteilhaft, klagte nicht mehr über zu viel Gewicht und war zufrieden mit sich und ihrer Umwelt. Ihr Gewicht regulierte sich allmählich von selbst, nachdem sie es nicht mehr mit aller Gewalt bekämpfen musste, denn der Kampf und die Aggressionen, die sie lange Zeit gegen sich selbst gerichtet hatte, konnten nun nach außen abgeführt werden, weil sie sich der tiefenpsychologischen Bedeutung ihrer Bildaussagen stellen konnte.

Ich male – also bin ich! Den Arbeitstitel meines Buches möchte ich an dieser Stelle noch einmal aufgreifen, um zu verdeutlichen, welch therapeutische Bedeutung damit verknüpft ist. Nora malt **ihr** Bild! Sie selbst bringt durch Farben, Formen, Symbole zum Ausdruck, **wer** und **was** sie ist. Ihre Existenz ist nicht mehr wegzuwischen, ganz gleich, ob sie ihre Bilder scheußlich, abstoßend oder schön findet. Die Bilder beginnen zu leben – **sie sind!**

V. Über die Kreativität zur Persönlichkeit

„Wenn man dem Pinsel
freien Lauf lässt, wird er
einen zu dem führen, was man
selbst nicht tun konnte."

(Motherwell)

1. Vertrauen schöpfen

Durch unsere vielfältigen im Leben erworbenen Erfahrungen entwickeln sich Bewertungen, die als gut oder schlecht abgespeichert werden. Wir haben ein Wertesystem entwickelt, das uns als eine Art Orientierungshilfe durch unser Leben führt und uns vor wiederholten negativen Erfahrungen schützt. So entwickelt sich auch menschliches Vertrauen oder Misstrauen gegenüber anderen Menschen. Oftmals liegt eine Erfahrung jahrelang zurück, die uns geprägt hat, aber heute längst aufgelöst werden kann. An einem ganz einfachen Beispiel möchte ich dies erläutern: Wenn man z.B. im Alter von vier bis fünf Jahren von einem Hund gebissen worden ist, prägt sich diese Erfahrung als Warnung in unser Gehirn ein, weil damit der Schmerz aus der Kindheit (ob bewusst oder unbewusst) mit der Erfahrung „Hund" gespeichert ist. Das Vertrauen zu Hunden kann erst dann wieder hergestellt werden, wenn die negative Erfahrung durch eine bzw. zahlreiche positive Erfahrungen ersetzt werden kann.

Um die schöpferische Kraft, die das Vertrauen wieder herstellen kann, geht es in der Kreativtherapie – um Abbau von Blockaden und Aufbau von Persönlichkeit.

Häufig erlebe ich großen Widerstand bei meinen Klienten, wenn sie ein Bild malen sollen. In Kapitel **VII** finden Sie erste Einstiegsübungen zur Überwindung von Angst und Hemmungen. Die praktische Vorgehensweise des Malprozesses und dessen Durchführung wird ebenfalls in diesem Kapitel noch einmal aufgegriffen.

Ich motiviere die Menschen, indem ich sie z.B. auffordere, sich einmal in ihre Kindheit zu versetzen und sich zu erinnern, welche Bilder sie damals gemalt haben. So locke ich

Kreativität hervor und verdränge gleichzeitig den Druck, eine bestimmte Leistung erfüllen zu müssen. Es geht nicht um eine Fertigkeit, sondern darum, wieder den Zugang zur eigenen Kreativität zu finden. Die Kanäle, die verstopft sind von rationalem Denken und von Vernunft gesteuertem Verhalten, müssen behutsam freigelegt werden. Die Kreativität eines Kleinkindes ist die intensivste im Ausdruck, weil der Phantasie keine Grenzen gesetzt werden. Im Schulalter werden Fertigkeiten und Techniken gefördert, die bestimmten Normen und Leistungsanforderungen entsprechen müssen. Dabei wird die eigene Kreativität (Ausdruck, Lust an Farben, Auswahl der Mittel) in den Hintergrund gedrängt. Das „erste Bild" in der Kreativtherapie sieht daher oft aus, als sei es von einem Kind gemalt. Es ist das „innere Kind", das sich wieder traut, sich aus-zu-drücken! Es geht nun darum, dieses Bild zu akzeptieren und nicht zu bewerten. Und weiterhin gilt es, die Lust an der eigenen Kreativität wieder aufzuspüren. Das Papier zum Ausruhen, Träumen, Ausprobieren zu entdecken und spielerisch füllen zu können. Die Unvollkommenheit in Vollkommenheit zu verwandeln, indem ich das negative Selbstimage beiseite räume, das der Freisetzung von Kreativität im Wege steht. Damit ist der erste Schritt getan, wieder zum höheren Selbst zu gelangen und dadurch Individualität, Selbstvertrauen und Autonomie zu entwickeln.

2. Stress im Alltag

Wir alle kennen Stress, fast jeder hat ihn schon erlebt, sei es Prüfungs-, Arbeits- oder umweltbedingter Stress, der uns an unsere Leistungs- und Lebensgrenze führt. Ist das Maß dessen erreicht, was der Körper verkraften kann, muss sich der Mensch eine Auszeit nehmen, um nicht krank zu werden. Doch in unserer heutigen Gesellschaft ist das nicht so einfach. Häufig wird unser Frühwarnsystem nicht mehr wahrgenommen und es kommt zu fatalen Folgen. Eine schwere seelische Kränkung kann ebenfalls Dauerstress verursachen.

Stress im Arbeitsleben, in Beziehungen und Familie, selbst in der Freizeit ist so verbreitet, dass viele den Bezug zu sich selbst und den eigenen Bedürfnissen verloren haben.

Es ist ein häufiges Phänomen, dass viele Menschen nicht mehr fühlen können, was ihnen eigentlich gut tut und was nicht. Dauerstress verursacht einen Tunnelblick, verengt die Selbstwahrnehmung und führt in vielen Fällen zu nicht sinnvollen Aktionen, z.B. „Jetzt nehme ich 10 kg ab" oder „In vier Monaten laufe ich Marathon" oder „Ab heute esse ich nur Gemüse". Der Körper und die Seele reagieren heftig auf die unterdrückten Wahrnehmungen.

Die übertriebenen Gegenreaktionen sind mit einem weiteren Stress verbunden und nicht durchzuhalten und damit letztendlich frustrierend.

Was bewirkt Stress?

Wenn wir uns dauerhaft überfordert, gehetzt, nicht mehr selbstbestimmt fühlen, verspannen wir uns körperlich und seelisch.

Die Nackenmuskulatur wird hart, der Rücken oder aber auch der Magen ziehen sich zusammen, die Atmung wird flach. Mehr noch: die Blutgefäße verengen sich, so dass der Blutdruck steigt und das Herz schneller schlägt. Die ohnehin schon verspannte Muskulatur wird schlechter durchblutet, das Immunsystem geschwächt. Unwohlsein, Unkonzentriertheit, Schmerzen und auf Dauer ernsthafte Erkrankungen können die Folge sein und selbst wieder Stress auslösen.

Der Schlaf, auf den wir zur Erholung setzen, funktioniert immer schlechter – zu schwer fällt es uns, am Abend abzuschalten. Beunruhigende Gedanken kreisen weiter, die Stresshormone im Blutkreislauf, Cortisol und Adrenalin, tun ihr Übriges, damit wir uns nicht im Schlaf entspannen können oder nach kurzem, erschöpftem Einschlafen bald wieder wach liegen.

Erschöpfung aus dem Gefühl der Überforderung und Hilflosigkeit heraus wird zum Dauerzustand. Man fühlt sich nur noch gehetzt oder wie ein Hamster im Laufrad.

Ideale Bedingungen für eine langsam wachsende Depressivität. Lebensantrieb und Lebensfreude verschwinden immer mehr. Was früher mehr ein Problem älterer Menschen war, trifft heute immer öfter schon Kinder und Jugendliche, besonders aber viele gut ausgebildete Menschen mit einer glänzenden Karriere, die Misserfolge und Rückschläge unter globalisierten Arbeits- und Lebensbedingungen nicht verkraften.

Positiver Stress

Damit es kein Missverständnis gibt: Stress ist natürlich auch nützlich! Leichte Überforderung ist eine Lern- und Motivationsbedingung, macht wach und lebendig. Leben ist Spannung bzw. ein gesundes Pendeln zwischen Spannung und Entspannung. Dauerndes Suchen nach Entspannung kann Ausdruck verloren gegangenen Antriebs, verlorener Lebensfreude, ja bereits von Depressionen sein.

Gesundheit entsteht aus einem harmonischen Gleichgewicht der Lebensvorgänge, aus dem Gleichgewicht von Anspannung und Entspannung, Leistung und Erholung, Bewegung und Ruhe. Dieses Gleichgewicht zu gewährleisten wird immer mehr zur persönlichen und nicht zur ärztlichen Aufgabe.

(Dr. Claudia Christ)

3. Ich darf mich anlehnen (klinisches Fallbeispiel Herr S.)

Alter: 41 Jahre; Beruf: Gymnasiallehrer für Sport und Chemie

Aktuelle Anamnese

Der Patient verspürte Ende April 2005 nach der Arbeit Herzrasen und Schmerzen in der linken Schulter. Der Besuch bei seiner Hausärztin ergab in den durchgeführten Untersuchungen (EKG, Ergometrie, Röntgen der Lunge, Schilddrüsenuntersuchung, T) bis auf erhöhte Entzündungszeichen keinen pathologischen Befund. Die Symptomatik wiederholte sich 3x und der Patient war bis zum Beginn der Sommerferien Mitte Juli krankgeschrieben.

Es wurde der Verdacht auf ein Burn-out-Syndrom bzw. auf eine Depression gestellt. Eine psychotherapeutische Begleitung wurde empfohlen.

Herr S. verbrachte die Schulferien mit seiner Familie (2 Kinder, 9 Jahre und 5 Jahre) in Griechenland und kehrte danach zum Schulbetrieb zurück. Er hatte einen guten Stundenplan erhalten und war von seinen Kollegen positiv aufgenommen worden.

Trotz guter Bedingungen konnte Herr S. nachts nicht schlafen, fand keine Ruhe und ging wieder zu seiner Ärztin. Dies führte letztendlich zur Aufnahme in die internistisch/psychotherapeutische Klinik.

Im Wesentlichen beschreibt er eine innere Unruhe.

Kurze Biographie

1995 Heirat, Ehefrau ist Betriebswirtschaftlerin, 1996 Geburt der Tochter, „Das Kind war perfekt verwaltet." (Dies war die Aussage des Patienten über den Umgang von ihm und seiner Frau mit der eigenen Tochter.) Einige Jahre Sanierung der Wohnung, um eine bessere Atmosphäre zu schaffen. Wechsel der Schule von der Realschule zum Gymnasium, dort Beginn der Fachleitertätigkeit. Den Beruf beschreibt der Patient immer als positiv. Er sei dort angekommen, wo er wollte.

2000 Geburt des Sohnes, dabei schwebte seine Frau in Lebensgefahr wegen kaum zu kontrollierender Blutungen, über 30 Blutkonserven. Die Ehefrau sei danach über viele Jahre gesundheitlich angeschlagen gewesen, geblieben sei eine Migräne, die sie immer wieder für ca. drei Tage außer Gefecht setzte.

2001/2002 mehrere Hörstürze; die Behandlung mit Infusionen brachte keinen Erfolg. Letztlich half die Osteopathie, weil an eine Verschiebung der Halswirbelsäule gedacht wurde. Beruflich unerfüllte Beförderung, neue Rahmenbedingungen in der Schule, die Freiheit in der Schule wurde gekappt, der Patient nahm eine „Pufferposition" ein. Die Beschreibungen von Mutter und Vater sind gleich: Lehrer, gewissenhaft, liebevoll, zuverlässig. Bruder: dreieinhalb Jahre jünger, Ingenieur, still. Krankheiten durften in seiner Herkunftsfamilie nicht angesprochen werden.

Zur Familie fiel ihm kein Sinnspruch ein.

In der Familie und besonders bei den Großeltern wurden Herrn S. Geschichten vorgelesen, auch Comics, der Vater hatte kleine Bildergeschichten zu den Erzählungen gemalt.

Erinnern Sie sich spontan an Bilder aus der Vergangenheit?

Ja, an viele Bilder, Urlaube, Erlebnisse, den Hof, die Großeltern usw.

Was haben Bilder für Sie für eine Bedeutung?

Ich lerne visuell, habe ein gutes räumliches Vorstellungsvermögen, Fotografiere gerne, liebe es, durch die Kamera zu sehen (mit Bildern können Stimmungen aufgefangen werden), male gerne mit den Kindern, stelle mir Dinge bildhaft vor (Symbolik in Bildern).

Tausche Kopf gegen Bauch?

Die Entscheidungen fälle ich zuerst aus dem Bauch, danach erkläre ich diese mit der Logik und wirke dadurch sehr intellektuell und überlegt.

Bilder des Patienten S.:

Herr S. malt sich sitzend gestützt an einer Birke (Abb. 8). Er selbst ist in Schwarz gehalten. „Ich darf mich anlehnen."

Herr S. über das Bild (Abb. 9): „Das Bild ist einfach so entstanden. Es kommt wieder die rote Farbe in das Bild, die sonst weniger eine Rolle spielt. Diese Farbe ist gut."

Herr S. über das Bild (Abb. 10): *„In diesem Bild wird alles vereint. Der See, die Birke, an die ich mich anlehnen kann, und das Glas mit der roten Flüssigkeit in dem Baum integriert. Die zwei rudernden Menschen auf dem See sieht man kaum, das sind ich und meine Frau."*

Gedanken zu den Bildern

„Das erste Bild hat sehr dunkle Farben, wobei ich bei der Materialauswahl unerfahren war. Die folgenden Bilder sind deutlich heller. Sonst war ich immer sehr zielorientiert. Durch das Malen erfahre ich einen Prozess. Das Malen begleitet diesen Prozess, das Ende ist ungewiss. Es passiert. In den Bildern kommen nach und nach Perspektiven, Licht und Personen hinein.

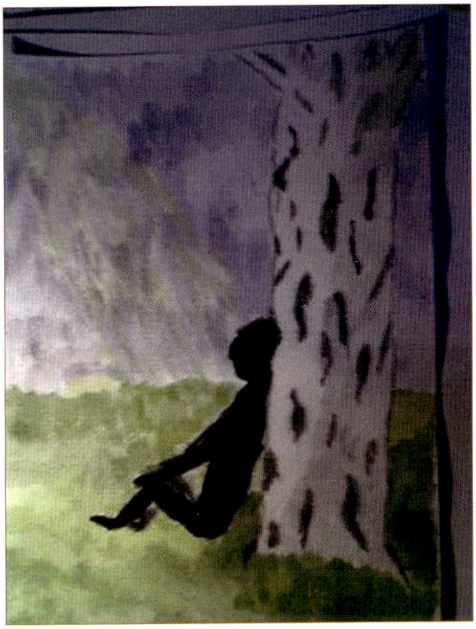

Abb. 8: „Ich darf mich anlehnen"

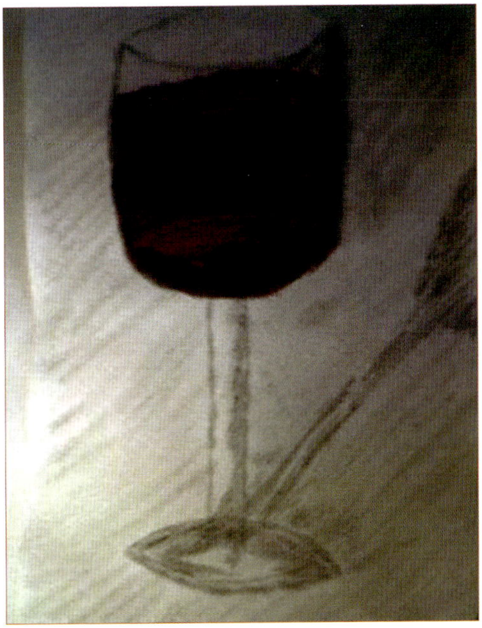

Abb. 9: „Roter Lebenssaft"

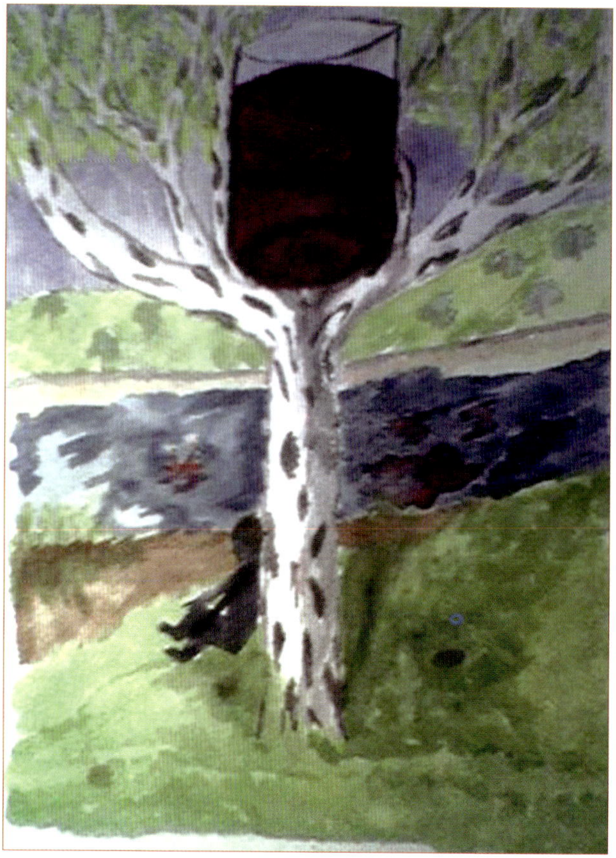

Abb. 10: „Die Vereinigung der Kräfte"

Ein unruhiges Bild fällt auf, danach folgen wieder zwei geordnete. Jetzt weiß ich nicht mehr, was ich malen soll."

Betrachtet man die Bilderserie in der Reihenfolge, so zeichnet sich folgendes Gesamtbild ab: Herr S. malt sich selbst schwarz.

In der Kunsttherapie steht Schwarz als Ausdruck der Dunkelheit, der Trauer und der Hoffnungslosigkeit.

Noch einmal: Herr S. malt sich selbst schwarz.

Krankheiten waren in der Herkunftsfamilie von Herrn S. tabu. Man hatte zu funktionieren, nur so war man lebenstauglich. Herr S. hat möglicherweise körperliche und seelische Merkmale missachtet und bis zur totalen Erschöpfung durchgehalten. Erst durch mehrere Hörstürze, die ihn zur Auszeit zwangen, geriet seine Persönlichkeit ins Schwanken und er fühlte sich depressiv, wertlos und erschöpft. Er konnte sich nicht mehr aufrecht halten und suchte symbolisch im Bild durch die Anlehnung an einen Baum Rückhalt. Seine Gefühlssituation spiegelt sich in der Farbgebung „Schwarz" seiner eigenen Person wieder.

(Dr. Claudia Christ)

Im ersten Bild (Abb. 8) lehnt er sich an einen dicken Stamm. Es ist keine Eiche und keine Buche, es ist eine weiße Birke mit einem dicken Stamm. Auffallend ist, dass der Stamm weder eine Baumkrone, noch grüne Blätter hat. Daraus geht hervor, dass Herr S. zunächst nur Anlehnung braucht.

Die Kombination Schwarz-Weiß steht für Ambivalenz.

Im nächsten Bild (Abb. 9) ist nur ein Glas mit einer tiefroten Flüssigkeit zu erkennen. Erst in seinem dritten Bild sieht man eine Baumkrone mit grünen Blättern. Sie birgt die rote Flüssigkeit in sich noch fest verschlossen vor dem Hintergrund einer idyllischen Flusslandschaft.

Noch fließt die spendende Flüssigkeit nicht, doch sie deutet übergroß neuen Lebensmut an. Es soll wieder Farbe in sein Leben kommen. „Es ist ein Prozess", so beschreibt Herr S. die Situation. Ein Prozess der Erneuerung. Die rote Flüssigkeit taucht im letzten Bild im Baum als übergroßes Symbol auf. In dem dahinter liegenden See finden wir die Saft spendende Flüssigkeit wieder. Sie ist nicht mehr in einem Gefäß eingeschlossen, sondern verteilt im See und in dem gemeinsamen Boot, in dem er und seine Frau sitzen. Es kommt alles in „Fluss" – der Prozess der Heilung ist eingeleitet.

4. Neuer Lebensmut (Fallbeispiel Maria)

„Durch Malen hab` ich wieder neuen Lebensmut gefunden."

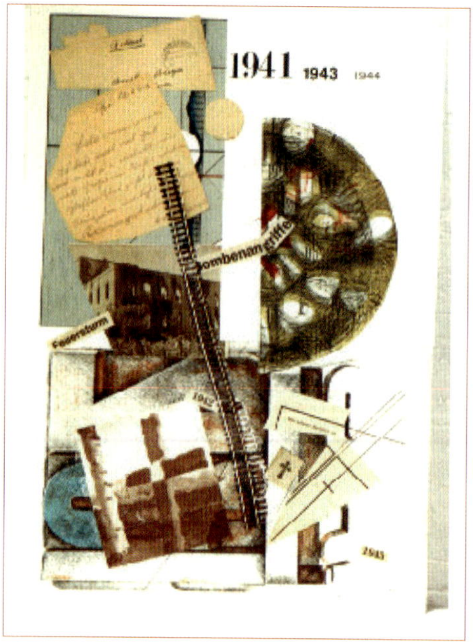

Abb. 11: „Ein Brief"

Wenden wir uns einer Bilderuntersuchung zu, deren Bilder außerhalb eines therapeutischen Settings entstanden sind, so kommen wir zu ähnlichen Erkenntnissen. In dieser Untersuchung ging es mir hauptsächlich darum, die spontanen Assoziationen der Bilder von Frauen zu untersuchen, die während eines Kunstseminars entstanden sind. In erster Linie ging es mir dabei um den Dialog über die eigenen schöpferischen Arbeiten, d.h. mit seiner eigenen Schöpfung in Kontakt zu treten. Innerhalb einer qualitativen Sozialforschung gibt es viele Methoden, die in unterschiedliche Richtungen strömen. Da ich möglichst viele autobiografische Daten für meine Erhebung brauchte, entschied ich mich für die Befragungsmethode des so genannten autobiografischen narrativen Interviews, die in den 70er Jahren von Fritz Schütze und seinem Team entwickelt wurde. Man wollte einen Ansatz finden, in dem ein Prozess der Interaktion und Kommunikation mit dem „Objekt" stattfindet und der Forscher die notwendigen Daten aus den inhaltlichen Aussagen der einzelnen Textsequenzen analysieren und aufarbeiten kann. Die Untersuchungsstudie von schöpferischen Prozessen in der künstlerischen Arbeit von Frauen ergab, dass die Aussagen der Bilder tatsächlich autobiografische Aspekte enthielten. Dies bestätigte, dass die Methode sich durchaus für diagnostische und therapeutische Zwecke einsetzen lässt und zugleich in der Supervision und Selbsterfahrung angewendet werden kann. In der freien Assoziation über die Bildbetrachtung wurde selbst in den abstraktesten Gemälden die eigene Lebensgeschichte berührt, ohne ein therapeutisches Ziel im Auge zu haben. Zusammen mit den Teilnehmerinnen suchte ich Bilderserien aus, die ich spontan am aussagekräftigsten bezüglich Lebensthematik und symbolischer Bedeutung fand. Die dazu passenden Aussagen sind Original-Textsequenzen aus den jeweiligen Interviews. Einige dieser Beispiele möchte ich vorstellen, da sie insbesondere auf die Bildanalyse bezogen sind, unabhängig von pathologischen Befunden. Sie belegen, dass im Bild immer unbewusstes Material auftaucht.

Die Abb. 11, eine Collage von Maria, entstand in ihrem Kunstunterricht zu dem Thema „Ein Brief“.

Maria holte dieses Bild, um es zusammen mit mir für meine Erhebung zu betrachten und erklärte dazu die Begebenheit. Sie, 1935 geboren, findet einen Brief ihres Vaters, den er in den Kriegswirren, vor seinem frühen Tode, seiner Tochter schrieb. Während der gemeinsamen Bildbetrachtung erkennt sie bereits den Zusammenhang mit ihrem kindlichen Erlebnis und erinnert sich an ihre Geschichte: *„Mein Vater kam in den Krieg und ist auch dort gefallen... und ich habe einen Brief von meinem Vater, es war eine Feldpost an mich, und er schrieb, dass er mir ein Schürzchen geschickt hat (Viele Grüße, Dein Papi). Das habe ich also dort mit rein verarbeitet. Ich denke, dass sich alles wieder rundet. Ich glaube ja an Wiedergeburt und Reinkarnation und denke, dass wir uns auch wieder sehen – irgendwann, vielleicht in einem anderen Leben...“* Den Schmerz über den frühen Tod ihres Vaters kann die Malerin durch den Trost einer möglichen Wiederbegegnung verarbeiten.

Bemerkenswert ist hierbei, dass nicht der Inhalt des Briefes (wie der Arbeitstitel es vermuten lässt) den Bildmittelpunkt bildet, sondern durch die Symbolbildung ein „Bild“ der Kriegsjahre deutlich wird.

Diese wurden in der kindlichen Seele verdrängt, weil es keine hinreichende Erklärung dafür gab, was in dieser Zeit wirklich geschehen ist. In diesem Bild werden nun viele Jahre später jene Symbole zum Ausdruck gebracht, die lange Zeit im Unbewussten agierten. Maria transportiert, zunächst ahnungslos, ihr kindliches Leid auf das Bild und assoziiert ein lange zurückliegendes Erlebnis der schweren Kriegsjahre, das die Entbehrung ihres geliebten Vaters verdeutlicht.

Sie erzählt weiter, sie habe eine Schiene einer Spielzeugeisenbahn genommen und quer über das Bild geklebt. Diese Schiene, die sich über ausgebombte Häuser, Feuersturm, Bombenangriffe und Todesanzeigen hinwegstreckt, symbolisiert die Auseinandersetzung mit Leben und Tod, die Reise in ein anderes Leben.

In einem zweiten Brieffetzen, den sie im oberen, linken Teil ihrer Collage anordnet, wird der Tod des Vaters besiegelt: Als sie befragt wird, ob der Brief die letzte Nachricht sei, antwortet sie: *„Nee, die letzte bekam ich 1941. Da war er noch in Frankreich und er kam nach Russland. Ich habe die Nachricht noch gekriegt; es ging aber ganz schnell dann. Gleich zu Anfang wurde er erschossen."*

Im oberen, mittleren Abschnitt des Bildes zeigt sich, zunächst etwas verdeckt durch Teile des Briefes vom Vater, eine zweite Schiene, die ihre eigene Lebensschiene darstellt. Außer dem Symbol der Schiene tauchen andere Formen auf, die die Akteurin mit den Themen „Reinkarnation und Wiedergeburt" in Verbindung bringt. Als Ganzes betrachtet, wirkt die Collage durch eine horizontale Linie zweigeteilt, was auf „Trennung" hindeutet. Direkt auf die Schnittlinie dieser zwei Bildhälften setzt sie einen kleinen Kreis in der Farbe der Briefe, was die Beziehung zum Vater darstellt. Der Kreis, der in nahezu all ihren Werken einen bestimmten Standpunkt einnimmt, soll auf der symbolischen Ebene einen Kreislauf widerspiegeln, in dem sie sich als handelndes Subjekt verorten kann. Denn sie ist es, die eine solche Form zwischen den beiden Bildhälften anordnet, die Leben und Tod miteinander verbinden sollen. Nach ihrer eigenen Bestimmung fällt dem Symbol „Kreis" in ihren Arbeiten die Funktion eines Stempels zu. Auf die Frage nach dem Inhalt des kleinen Kreises, entgegnet Maria: *„Ja, das ist ein Stempel"*. Sie meint damit

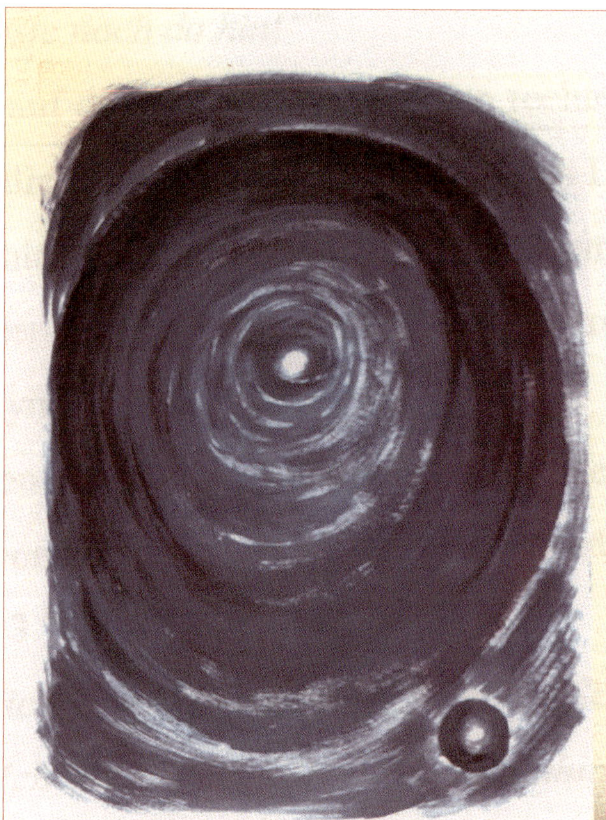

Abb. 12: „Der Blaue Tunnel"

ihr Zeichen, ihre Handschrift. Dies bedeutet einen Abdruck ihrer Person, ihr Etikett, das sie unverwechselbar macht. Der Stempel in Kreisform bedeutet in diesem Fall die Verbundenheit mit ihren Bildern.

Betrachten wir weitere Bilder von Maria, so finden wir auch hier häufig Wiederholungen des Kreissymbols. Beispielhaft dafür ist das 1998 entstandene zweite Bild *„Der blaue Tunnel"* (Abb. 12), der auch das Symbol der Spirale darstellt.

Sie selbst erzählt bei der Betrachtung ihres Bildes folgendes: *„Ja, da hatte ich also ein ziemlich großes Blatt und ich wollte immer mal versuchen, wie sich ein Tunnel malt, weil man erzählt ja oft, dass Nah-Tod-Erfahrungen, ... die Menschen gehen durch einen Tunnel und sehen am Ende helles Licht. – Ich wollte das unbedingt mal versuchen, mit Blau, ich hab` mir dann Blau mit Violett ausgesucht und gerade, weil das Blatt so schön groß war, mir einen großen Pinsel genommen und hab` dann versucht, die Weite zu fangen. Mit Blick ins Licht, am Ende des Tunnels."* Hier drückt die Schöpferin symbolisch aus, welche Bedeutung die „Spirale" hinsichtlich ihrer Weltanschauung hat, nämlich Weite, Sehnsucht nach Licht und Unendlichkeit über die Nah-Tod-Erfahrung hinaus, in eine andere (geistige) Welt. Gleichzeitig assoziiert sie die Spirale mit einem Tunnel, der für sie auch die Bedeutung eines Durchgangs (eines Geburtskanals) hat, womit die Thematik der Wiedergeburt, *„von der Depression zum Licht"*, angesprochen ist. Im fortlaufenden Text des Interviews wird die Erzählerin darauf hingewiesen, dass sich in der unteren Hälfte des Bildes ein Kreis befindet. Ihre Antwort hierzu lautet: *„Ja, ich weiß auch nicht warum, aber ich dachte, das muss noch da hin. Irgendwas musste noch da hin!"*

Da ich keinen Therapieauftrag hatte, musste ich unser Gespräch an dieser Stelle beenden. Meine Bestätigung, dass diese Untersuchung sowohl diagnostisch als auch therapeutisch von großem Wert war, ermutigte mich, die Methode des narrativen autobiographischen Interviews weiter zu entwickeln. Mit aufgedeckten Themen lässt sich wesentlich besser arbeiten, wenn der Klient den Prozess der Bewusstwerdung selbst durchlaufen kann.

Abschließend stelle ich zwei Bilder aus der späteren Epoche der Malerin vor, die ich für geeignet halte, um einen Vergleich hinsichtlich der emotionalen Befindlichkeit und der neu erworbenen Lebensgefühle von Maria darzustellen. Die Werke mit dem Titel „Bäume in Italien" (siehe Abb. 13 und Abb. 14) hat sie innerhalb einer Woche, während eines Malaufenthaltes mit der Gruppe in Italien, an einem lauen Pinienstrand geschaffen. Zu diesem Zeitpunkt lag der Tod ihres Mannes ca. eineinhalb Jahre zurück, ihre erwachsenen Kinder waren bereits aus dem Haus, sie lebte alleine und begann allmählich, ihre beruflichen und privaten Interessen zu aktivieren und zu genießen. Nun konnte sie sich auch die Freiheit nehmen, mit der Malgruppe einen Auslandsaufenthalt zu unternehmen. In dieser sommerlichen Atmosphäre gestaltete sie die beiden Bilder, die ich gegenüberstellen werde. Es handelt sich hierbei um zwei Baumdarstellun-

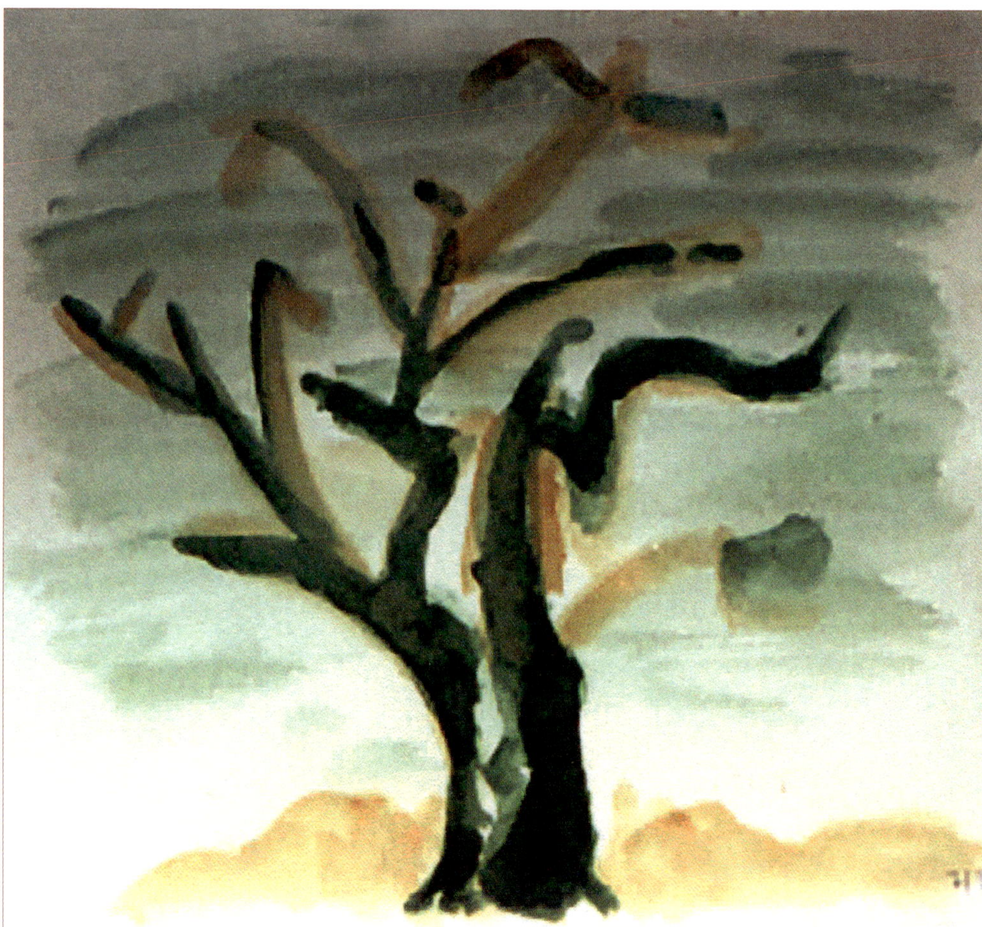

Abb. 13: „Der Baum der Trauer“

gen, zwei Aquarelle, die sehr unterschiedlich ausgefallen sind. Wenden wir uns zunächst der Baumdarstellung in Abb. 14 zu. Die Malerin beschreibt sie im Interview wie folgt:

„Bei dem anderen, dem kahlen Baum, es war ja auch nur eine ganz schnelle Skizze, es ist halt doch ein bisschen Tristesse im Hintergrund, aber wie gesagt, man will sich bewegen, wie die Äste im Wind." Der Traurigkeit, *„Tristesse im Hintergrund"* wird als Kontrast im Vordergrund ein Baum aufgemalt, dessen Stamm und Äste kaum Kraft und Bewegung ausdrücken. Der Boden, aus dem der Baum herauswächst, ist rund um den Stamm in blassem Gelb gehalten. Der unbelaubte Baum strahlt die Melancholie eines späten Herbsttages aus, man könnte ihn als ein *„Symbol des Abschieds"* deuten. Verena Kast drückt sich in ihrer Abhandlung *„Die Symbolik des Baumes"* folgendermaßen aus: „Der Baum, der in seinem Wachstum eine Situation des Individuations-

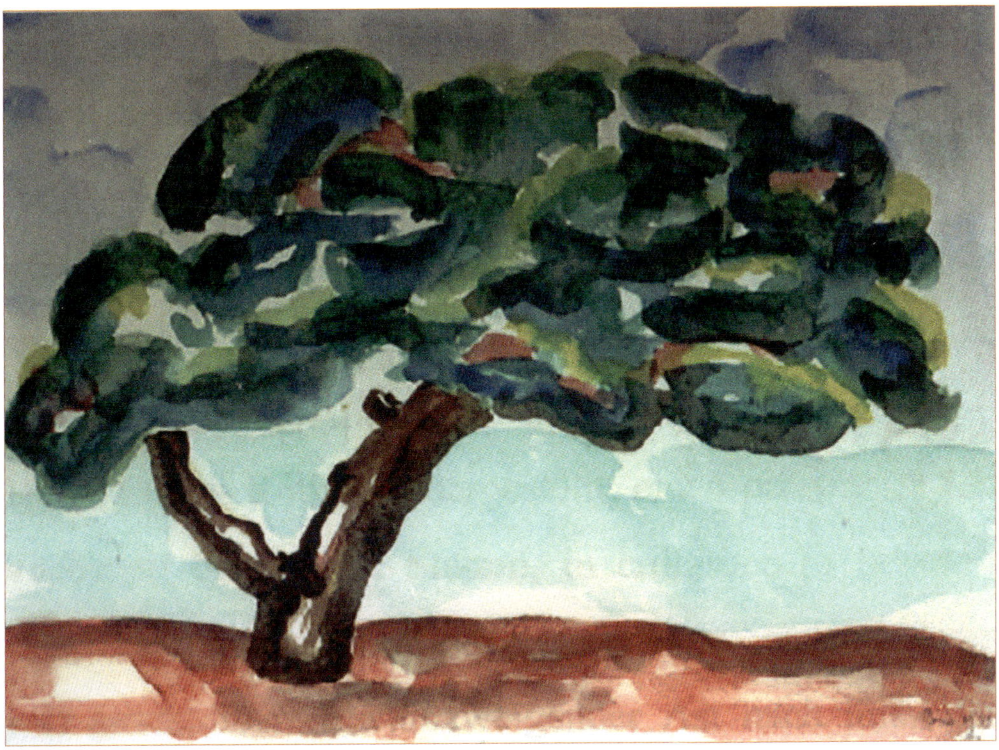

Abb. 14: „Prozess der Wandlung"

prozesses darstellt, ist gleichzeitig auch ein Muttersymbol, besonders der Stammbereich." An einer anderen Stelle behauptet sie: *„Die Idee, dass der Wachstumsprozess des Menschen im Baum abgebildet werden kann, aber auch dass das Werden der individuellen Persönlichkeit als ein Heraustreten aus dem Baum, vielleicht auch als Heraustreten aus einem kollektiven Individuationsprozess der Menschheit gesehen werden kann, ist deutlich über die Kulturen hinaus vertreten."*[34]

In dem vorliegenden Beispiel „Der Baum der Trauer" (Abb. 13) wirkt der Stamm kräftig und dennoch in der Mitte gespalten.

Hier deutet sich ein „Heraustreten aus der Mutterrolle" an, auch aus der Versorgerrolle, in der sie jahrelang durch ihren kranken Mann gebunden war. Ein zaghaftes Wachsen in eine andere Rolle wird hier bereits sichtbar und durch ihren Kommentar im Interview (*„man will sich bewegen, wie die Äste im Wind"*) verständlich. Wenngleich die Äste noch kahl und winterlich erscheinen, wird hier doch deutlich, dass eine Strömung in Richtung Wachstum, bis hin in die äußeren Astspitzen, fließt. Es sind noch keine Triebe für neues Wachstum in Form von Blättern, Blüten oder Früchten erkennbar, und der Nährboden, auf dem sich Wachstum und Leben entwickeln soll, ist in zartem Gelb gehalten, was wiederum eine Momentaufnahme für ihre Befindlichkeit zum Zeitpunkt des Malens darstellt. Der Hintergrund in schwachem Grau-Grün drückt Melancholie und Traurigkeit aus. In sommerlicher Jahreszeit, an einem Strand in Italien, umgeben von Pinienbäumen, entstanden die Bilder „Bäume in Italien". Im Hinblick auf diese Thematik ist kaum nachvollziehbar, dass beide Baumdarstellungen so auffallend unterschiedlich ausgefallen sind. Hier wird der Prozess der Wandlung deutlich, indem es oft zu Ambivalenten Gefühlen kommt. *„Eine ganz schnelle Skizze nur"*, so beurteilt die Malerin ihr Aquarell (Abb. 13) im Nachhinein, als ob sie selbst eine ganz rasche Überleitung zu ihrer nächsten Baumdarstellung herstellen möchte. Dies deutet auf ein „Verlassen" des alten Zustandes hin, der von Traurigkeit und Schwermut bestimmt ist. Ein „Blick zurück in die Vergangenheit", der ein Stück Traurigkeit hinterlässt, zugleich aber auch losgelassen werden möchte.

In dem Bild (Abb. 14), das in derselben Woche entstanden ist, wird die Veränderung deutlich sichtbar. Der innere Zustand der Traurigkeit konnte in der ersten Bilddarstel-

[34] Kast, V.: a.a.O.: S. 148 ff

lung allein durch die Bewusstmachung verarbeitet werden. Dadurch wurden Impulse frei, die vorher nicht zugelassen werden durften, sei es, weil sie Schuld besetzt oder nicht bewusst vorstellbar waren.

In der Textsequenz ihres Interviews sagt die Künstlerin hierzu aus: „*Das war in derselben Woche. Es ist eine Pinie am Strand und da hat Erika auch gesagt: ‚Mal doch einfach mal quer durcheinander' und dann habe ich tatsächlich in den Farbtopf gegriffen und habe gedacht: So, jetzt will ich es Euch zeigen. Es ist ja blau und rosa, es ist alles drin, aber durch die Lichtspiegelung und Licht und Schatten ist ja auch oft eine andere Farbe mit dabei.*"

Wandlungsprozesse, so Verena Kast, drücken sich häufig in Baumdarstellungen aus, der Baum gelte als Symbol der Ganzheit im Aspekt des Werdens und des Wachsens.[35] In diesem Zusammenhang nennt sie auch aus der ägyptischen Mythologie die „Muttergöttinnen Isis, Nut und Hathor"; sie spenden das Wasser der Unsterblichkeit, garantieren also den Fortgang des Lebens.

Nach Kast haben Baumdarstellungen grundsätzlich etwas mit „Unsterblichkeit" und „ewigem Leben" zu tun.

Zudem komme ich vor dem lebensgeschichtlichen Hintergrund der Malerin zu dem Resultat, dass hier unbewusste Wünsche projiziert wurden, die erst durch die Darstellung des Baumes sichtbar werden. Dem Schicksal zum Trotz („so, jetzt will ich es Euch zeigen") wird heftig in den Farbtopf gegriffen und die zukünftige Welt wird wieder bunt und kräftig gestaltet. Betrachtet man die beiden Abb. 13 und Abb. 14 im Vergleich, so zeichnet sich eine ungeheure Spannung zwischen Trostlosigkeit und Lebenslust ab, die schon im ersten Drittel beider Baumdarstellungen deutlich zum Ausdruck gebracht werden. Man hat den Eindruck, dass bei dem zweiten Werk (Abb. 14) der Boden, aus dem der Baum herauswächst, in sattem Rotbraun dargestellt, einen prächtigen Nährboden für jegliches Wachstum bietet. Der Stamm, in erdfarbenem Braun, nach rechts geneigt, wirkt kräftig und im Gegensatz zur ersten Baumdarstellung (Abb. 13) geschlossen, ein abzweigender Ast nach links geneigt wirkt unterstützend, die Fülle der sich darüber erstreckenden, üppigen Baumkrone zu tragen. Der Hintergrund der ersten Baumdarstellung erscheint trist, in düsterem Grün schwach angedeutet,

35 vgl. Kast, V.: „Die Dynamik der Symbole", Olten 1990, S. 146 f

dagegen ist er in der zweiten Version in frischem Hellgrün und wolkenreichem Himmelblau dargestellt. An diesem Beispiel wird deutlich, dass Maria auch andere Gefühle als nur Traurigkeit in das Bild hineinprojizierte und sich somit durch das Malen ein neues „Selbstbild" schaffen konnte. Durch den Anstoß von außen wagt sie eine neue Skizze. Sie projiziert, zunächst trotzig, ihre Wünsche und Sehnsüchte, die in ihr schlummern, die sie aber über lange Zeit nicht entfalten konnte, weil Bedrückung einen enorm großen Raum in ihrem Leben eingenommen hatte, auf ihren neuen Entwurf. Bei der Betrachtung ihres Bildes wird sie bewusst mit ihrer „Erneuerung" konfrontiert.

Hierzu zitiere ich eine Textstelle von Bettina Egger, die als Maltherapeutin die Auffassung vertritt, dass jegliche Kreation noch **vor** der Einsicht stattfindet. *„Durch die Kreation entsteht etwas, das dem schöpferischen Menschen zuvor nicht bekannt war. Der schöpferische Akt ist die Entdeckung der Metapher."*[36] An einer anderen Stelle sagt sie: „Neues kann nur dort entstehen, wo Altes gestorben ist. Damit etwas gefüllt werden kann, muss es zuerst leer sein." Gemeint ist damit, dass bereits von Goethe aufgegriffene ewige „Stirb und Werde", das das Leben erst reich und sinnvoll macht und einen unentwegten Veränderungsprozess zur Folge hat.

5. Aufwärts statt im Kreis (Fallbeispiel Carla)

„Und dann hab` ich ein Sturmbild gemacht."

Carla, die ihre Neigung zur Kreativität schon in ihrer frühen Kindheit entdeckte, entschloss sich ebenfalls erst im Alter von Anfang fünfzig, ihre Begabung auszubauen, indem sie wöchentlich einmal an einem Malkurs teilnahm. Sie stellte sich ebenfalls mit Begeisterung für meine qualitative Untersuchung zu Verfügung.

Beim Interview beschreibt sie strahlend vor Begeisterung die ersten Anfänge ihrer „Malkarriere": *„Und da habe ich sofort zugeschlagen. War am Anfang eher kritisch, weil die anderen alle schon sehr fortgeschritten waren und hatte dann mit meinen*

[36] Egger, B.: „Der gemalte Schrei", Bern 1991, S. 8

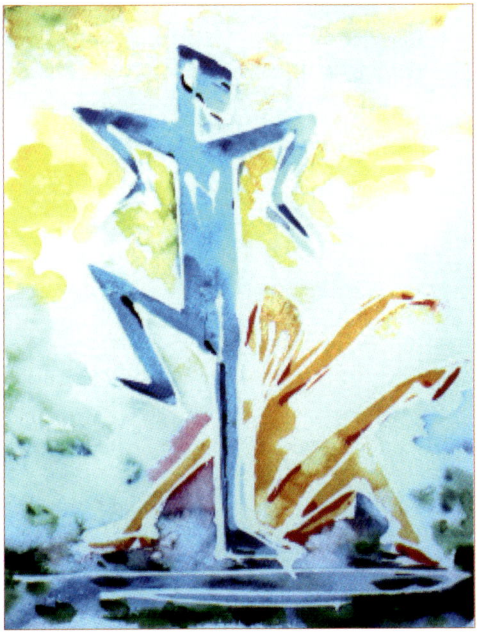

Abb. 15: „Dominanz“

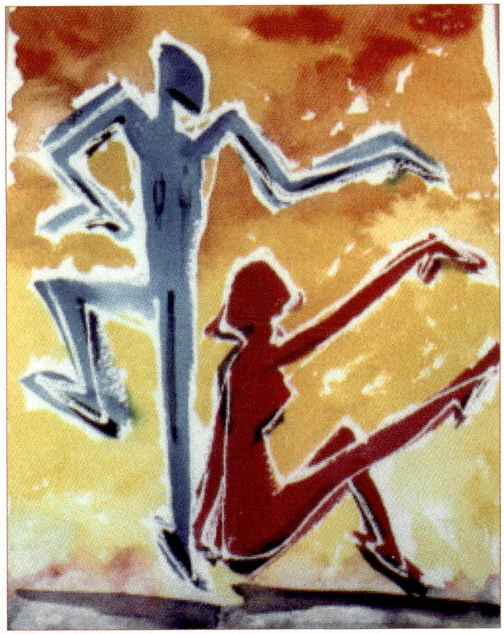

Abb. 16: „Ablösungsprozess“

kleinen Futzelzeichnungen und meiner hm..., sehr naturalistischen, naturgetreuen Malweise etwas Probleme, (hebt die Stimme) weil die anderen schon sehr frei und kreativ waren und mit bunten Farben drauf los mischten, während ich so sehr an dem Naturvorbild gehangen habe.“ Wir betrachten die ersten Zeichnungen der *„frühen Malphase“*, die sie, wie sie selbst beurteilt, „sorgfältig und fingernagelpedantisch“ anfertigt. Sie holte die Bilder aus der hintersten Ecke ihres Hauses hervor, damit wir gemeinsam ihre sehr „kreative Entwicklung“ über die vielen Jahre betrachten konnten.

Ihre Bilder wirken zunächst verhalten und blass, obwohl es für sie selbst schon ein *„Wagnis“* bedeutete, hier und dort ein bisschen Rot beizumischen. Rückblickend kommentiert sie diese Zeichnung wie folgt: *„...Sagen wir mal, sie sieht mehr wie eine Kinderzeichnung aus, so wie ein Kind malt, wenn es Buntstifte in der Hand hält.“*

Bereits kurze Zeit später greift Carla zu Aquarellfarben und getraut sich, mit dicken Pinseln zu malen. Die Motive bleiben noch immer im familiären Bereich, drücken jedoch zunehmend mehr Farbigkeit und Bewegung aus. In ihren Bildern (Abb. 15 und Abb. 16)

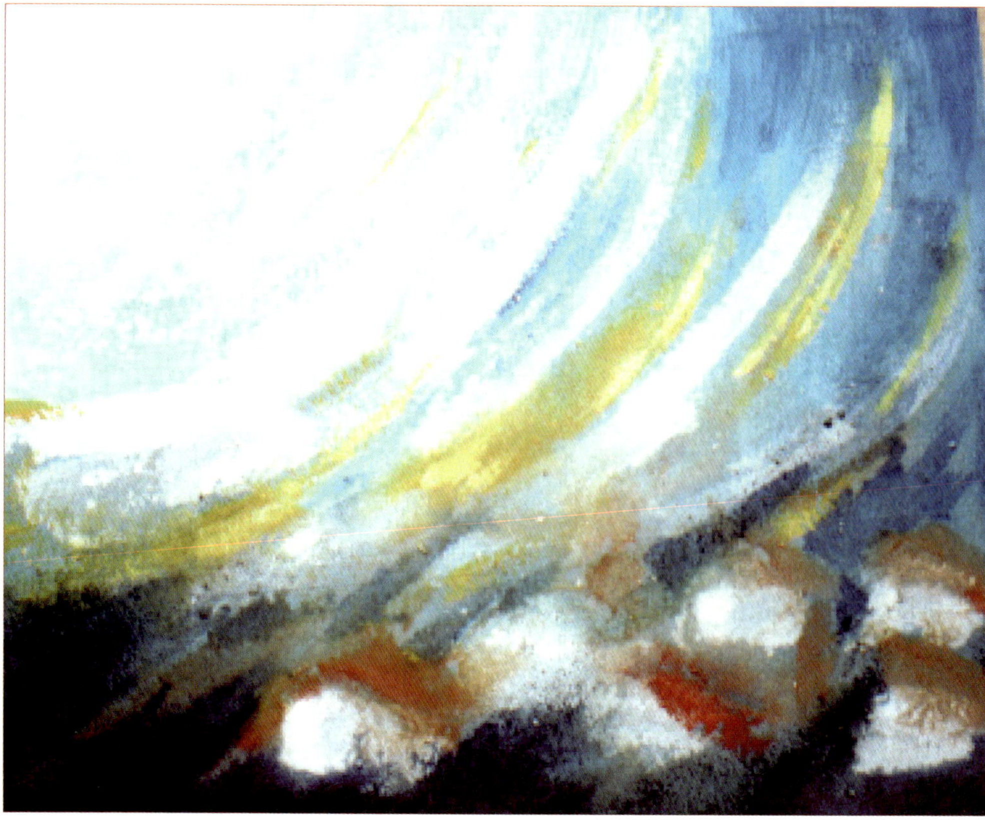

Abb. 17: „Gelber Himmel mit Anflug von Sand"

erkennt sie erstmals eine Aufwärtsbewegung, die sie, zunächst von sich selbst noch sehr distanziert, annehmen kann. *„Dann habe ich hier jetzt zwei Bilder im Vergleich ähm... man erkennt auf diesem Bild eine männliche Figur, wobei die männliche Figur, es ist ein Balletttänzer, der steht auf einem Bein und die Frau sitzt, hebt den einen Arm und stützt den anderen auf dem Boden ab und hm... ich würde sagen, es ist eher eine Aufwärtsbewegung. Den Mann ähh... würde ich einfach als Werbenden...?...aber er steht halt über der Frau hhmm... mit ausgebreiteten Armen, vielleicht eine schützende Haltung, vielleicht auch eine beherrschende Haltung. Es kann auch sein,...?*

Der Ausdruck der Aufwärtsbewegung wird im Zusammenhang mit der Bewegung der Frau mehrmals verwandt, was auch gleichzeitig ein *„Loslassen von den patriarchalischen Vorstellungen des Mannes"*, dessen Geste als *„ausbreitend, beschützend, aber*

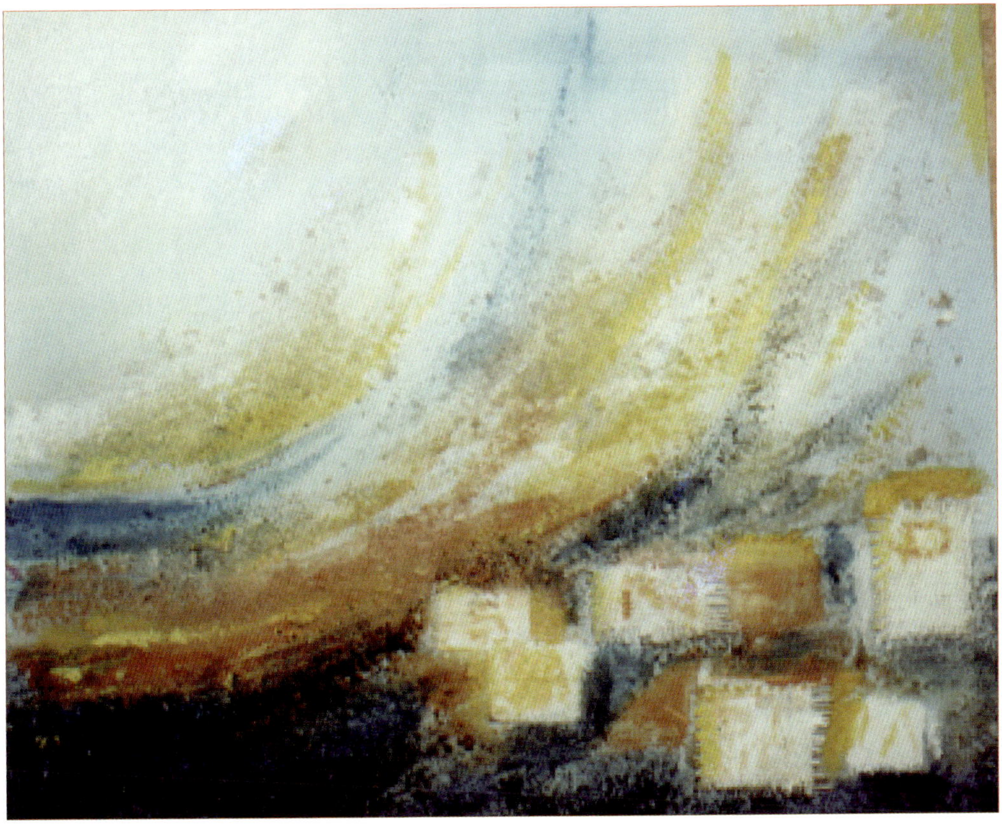

Abb. 18: „Sandsturm"

auch beherrschend" assoziiert wird, bedeuten kann. Setzt man die Farben der beiden Aquarelle in Vergleich zueinander, erkennt man im ersten Bild die Farbgebung der weiblichen Person sehr blass, während die Frau im zweiten Bild in einem kräftigen Rot erscheint. Auch wird durch die Bewegung der Personen ein deutlicher Unterschied erkennbar: Im ersten Bild sitzt die Frau noch fest, die Rückenpartie ist direkt an dem einen Bein des Mannes angelehnt, die Frau stützt sich mit der einen Hand auf dem Boden ab. *„Ach ja, das zweite Bild ist deutlich kräftiger in den Farben gemalt, und ja...die Frau hat kaum noch Kontakt vor dem Fuß des Mannes..."*[37] In dieser Textsequenz zeigt Carla die Veränderung auf, die sie zunächst aber nicht mit ihrer eigenen Person in Verbindung bringen möchte. Noch fehlt ihr der Mut, sich ihren eigenen

[37] Schmitz-Welkenbach, U.: Kreative Kommunikation, Originaltext von Carla: S. 3, Zeile: 73 – 75

Fähigkeiten und ihrer Autonomie zu stellen (auf eigenen Füßen zu stehen). Erst im weiteren Verlauf des Interviews mit Carla, in dem von „räumlicher Trennung" und „Weiterbewegung" erzählt wird, zeigt sich die erste bewusste Auseinandersetzung dieser Darstellung im Zusammenhang mit der eigenen Vergangenheit: *„Also, wenn ich das Ganze jetzl so mit meiner eigenen Geschichte vergleiche, könnte es schon sein, ähhm..., dass man sieht, wenn die Last der Familie, der Kinder hinter einem liegt und man muss die Verantwortung nicht mehr tragen, sondern nur für sich selber, dass man dann auch eine freiere Einstellung kriegt, ...dann kommt dann so eine Entwicklung... hmm, das hätte ich jetzt nie geglaubt."* Zwei ebenso vergleichbare Bilder (Abb. 17 und Abb. 18) malt Carla zwei Jahre später zu einem Gedicht von Amelia Roselli.

Ein Blau, das nicht blau ist, bloß hell,
nahe am Blau und der Staub,
der nicht Staub ist, beinahe Luft,
dafür gelblich der Himmel mit einem
Anflug von Sand.

Und die Häuser sind Wände, sandig
auch sie, so wischt man sie ab
wie in der Schule die Tafel.
Aber der Sand hat keine Stimme,
als Trauer streicht er über die Landschaft,
weil nichts ihn hinweg hebt.

Im Himmel, so denkt er,
wär`s ihm gemäß.
(Amelia Rosselli i.d. Übersetzung von Ernest Wichner)

Beeindruckend ist auf Anhieb die ungeheure Kraft, die von beiden Bildern ausgeht. Aus dem Gedicht spricht ein Gefühl der Traurigkeit, da heißt es in einer anderen Übersetzungsversion: *„Aber der Sand hat keine Stimme, mit Trauer färbt er die Landschaft ein, unfähig zur Fahrt in den Himmel, zur Auswahl von Dasein."* Die Assoziation, die beeindruckender Weise motivierend war, eine kreative Abbildung zu schaffen, war hierzu keineswegs ein Gefühl von Trauer und Passivität, wie es das Gedicht beschreibt. Vielmehr kommen in den Bildern kraftvolle, aktive Ressourcen zum Ausdruck, die von Carla während der Betrachtung folgendermaßen kommentiert werden: *„...Und der Sand, der eben nur passiv durch den Wind gewirbelt wird, weil er eben schwerelos ist und kein Gewicht hat, und da hab` ich dem Sand aber relativ viel Kraft gegeben, ihn in den Himmel steigen lassen ähm, ja auch ...Hauptübergang aber der mit Vehemenz nach oben strebt und doch vielleicht aktiv, ähm, im Gedicht ist er ja leicht passiv..., aber in meinen Bildern, denk ich mir, hat er so ´ne fast aktive Wirkung."* Während im ersten Bild (Abb. 17) der Sturm in Weiß und Gelb dargestellt wird, was eher an einen Wirbelsturm erinnert, erscheint in Abb. 18 der Sturm durch die rot-gelbe Färbung bedrohlich und fast vulkanartig. Auffallend sind auch die Häuser, die in der Abb. 17 noch rote Dächer haben: *„Allerdings hab ´ich se mit ´nem roten Dach versehen, also eigentlich, für mich haben rote Dächer immer so was, Warmes, Heimeliges..."*, was *für Carla Schutz, Geborgenheit und Wärme bedeutet. „Sie sind zwar gefährdet, aber sie sind ähm, sie werden nicht abgedeckt, ja... hm."* Die Häuser blieben aber trotz des starken Sturms fest, betont Carla mehrfach, obwohl sie in diesem Bild keine roten Dächer, sondern farblich dem Sturm angepasste Dächer haben, die diesmal auch Fenster bekamen.

„Und dann hab` ich noch mal ein Sturmbild gemalt..." So beginnt Carla mit der Betrachtung ihres nächsten Bildes. Auch hier zeigt sich immer wieder die Ambivalenz zwischen einer Bedrohung durch den Sturm einerseits und Frieden und Sicherheit andererseits. Der Sturm symbolisiert ihr Temperament, das in Zaum gehalten werden muss, um nicht durchzubrechen. Ein starkes „Über-Ich" muss kontrolliert werden – Carlas Hand wurde auch hier zum Werkzeug ihrer Seele.

Aus meiner subjektiven Betrachtung haben die Bilder eine ungeheuer impulsive Wirkung von Kraft, Lebendigkeit und Energie, gleichzeitig strahlen sie aber auch Harmonie und Frieden aus. Aus den Zeichnungen spricht aber auch eine außerordentliche Sensibilität, die sich in den Formen durch feine Strichführung ausdrückt. Über die Kommunikation werden unbewusste innerseelische Konflikte, in Carlas Fall die unterdrückten *„männlichen Anteile"*, sichtbar, die vorher nicht zugelassen werden konnten, weil sie von Angst besetzt waren. Durch die Berührung mit diesen „Schattenseiten" könnte ein therapeutischer Prozess eingeleitet werden, der diese integriert und eine Erweiterung ihrer unterdrückten Persönlichkeitsanteile mit einschließen würde.

VI. Therapeutische Vorgehensweise

„Die längste Reise ist die Reise nach innen."
(Hammarskjöld)

1. Entspannen

1.1 Phantasie und Einbildung

Ich gebrauche bewusst den Begriff „Ein-Bildung", der im geläufigen Sprachgebrauch („eingebildet sein") eher mit Überheblichkeit gleichgesetzt wird, etwas Besseres zu sein, ein besseres Bild von sich zu machen, mit den anderen nichts zu tun haben zu wollen. „Der bildet sich aber etwas ein", heißt es umgangssprachlich. Hinter einer solchen Fassade verbirgt sich jedoch meist ein anderes Bild, das introvertiert, unsicher, schüchtern und hilflos ist. Der Mensch bildet sich eine andere Identität ein, um nach außen hin Anerkennung zu finden. Ein eingebildeter Mensch wird jedoch eher gemieden als anerkannt, weil er nicht authentisch ist.

Die Fähigkeit der so genannten Einbildung kann im therapeutischen Kontext positiv genutzt werden. Die Phantasie kann Bilder entwickeln, die übersetzt werden können.

Der Therapeut regt dabei aus einer Reihe hierfür geeigneter Motive Vorstellungsbilder beim Klienten an. Diese entwickeln sich meist in dessen Phantasie spontan weiter. Sprachlich noch nicht fassbare Gefühle und Stimmungen werden wahrgenommen und nehmen Gestalt an. Ähnlich wie im Katathymen Bilderleben (Hans Carl Leuner, 1955) können diese Bilder ausprobierend, ergänzend oder verändert weiterentwickelt werden.

Durch neue Wahrnehmungsmuster lassen sich neue Perspektiven setzen, die sich in der Phantasie herausbilden und in Bildern zum Ausdruck kommen.

Unbewusste Vorstellungen werden ins Realbewusstsein hervorgehoben und können nun kathartisch durchlebt, neu erwogen und vielleicht auch umgesetzt werden. In der Kreativtherapie können die Bilder, die durch das Katathyme Bilderleben imaginär entstehen, im realen Malprozess umgesetzt und zur weiteren therapeutischen Bearbeitung „festgehalten" werden.

Phantasie und Einbildung bilden die Voraussetzung für nachfolgende Entspannung in Verbindung mit Phantasiereisen.

1.2 Phantasiereisen

Für viele Klienten, die gestresst und angespannt in die Sitzung kommen, ist eine Phantasiereise als Einstieg hervorragend geeignet, sie ist sozusagen das entspannende „warm up" für die Seele.

Die Phantasiereise schafft Distanz und auf diese Weise sorgt sie für Entspannung und löst Verkrampfungen.

Mit dieser Einladung stimme ich meine Patienten auf ihre „Reise nach innen" ein. Diese sollte in einer bequemen entspannten Haltung, besser im Liegen, auf einer weichen Matte oder einer Liege durchgeführt werden.

Auf diese Weise können sie erst einmal Abstand zum Alltag und von ihren Problemen gewinnen, genauso wie auf einer „richtigen" Reise.

Der Text meiner Phantasiereise ist vorgegeben und die Auswahl stimme ich jeweils persönlich auf den Klienten ab. Sie sollte langsam, mit ruhiger Stimme gelesen und mit einer ruhigen Entspannungsmusik untermalt werden. Hierfür kommen Themen infrage, die den Vorstellungsbildern der Ruhe und Ausgeglichenheit entsprechen, z.B. am Meer unter Palmen oder eine Ballonfahrt. Für Kinder sind Märchen in abgewandelter Form geeignet. Einige Vorschläge hierzu finden Sie im Anhang.

1.3 Vom Eindruck zum Ausdruck

Eindrücke erreichen unser Gemüt. Sie wirken bei jedem Menschen unterschiedlich. Tag für Tag sind wir Eindrücken ausgesetzt, die auf verschiedene Weise unsere Gefühle berühren, sie nachhaltig beeinflussen oder auch manipulieren. Es können Augenblicke sein, die in Sekundenschnelle unsere Wahrnehmung streifen. Sie halten sich an unserem Gemüt fest oder ziehen vorüber wie Wolken am Himmel. Sind es negative oder gar schmerzliche Eindrücke, können sie traumatisierend wirken, weil sie zunächst verdrängt werden. Eindrücke aus der Natur bezeichnet man auch als Impressionen (lat.), Sinneseindrücke, aus der sich der so genannte Impressionismus entwickelte, eine Kunstrichtung der Malerei des 19. Jahrhunderts – eine neue Art der Wirklichkeitswiedergabe, bei der Monet, Renoir, Sisley und Degas führend waren. Auch in der Literatur (1890-1910) schlug sich die Kunstrichtung durch, wobei der Ausdruck von seelischen Regungen im Vordergrund stand.

Das innere Bild steht der Ursprünglichkeit des Gefühls viel näher als das Wort. Das erlebte Gefühl – im Unterschied zum gezeigten, das gespielt sein kann – ist immer wahr und es ist mächtiger als das Wort.

Darum ist das Bild als therapeutisches Mittel so wichtig: weil es dem Eindruck so nahe steht, einen unverschleierten Ausdruck der Gefühle ermöglicht und in gewissem Sinne eine Wirklichkeitswiedergabe ist.

In allen Elementen der Gestaltung sind Symbole als psychische Anteile vorhanden. Im Ausdruck zeigen sich eigene Projektionen, also nach außen projizierte Anteile, die auf der Subjektstufe bewusst gemacht werden können. Hierbei handelt es sich meist um unbewusste oder verdrängte seelische Inhalte, die tief verborgen schlummern oder womöglich angstbesetzt unter Verschluss gehalten werden.

Warum sollte man sie frei geben? Sie könnten Schäden anrichten, die unser Selbstbild ins Wanken bringen. Die Angst lässt sie deshalb nicht zum Vorschein kommen. Dennoch sind sie ein Teil unseres Selbst, das wir nicht verleugnen können. Bringen wir sie zum Vorschein, dann können wir sie betrachten, integrieren und lernen, damit umzugehen.

Wozu? Weil wir durch das Schöpferische und Gestalterische unsere Ängste besser verstehen und beherrschen können und somit mehr Freiheit und größere Handlungsfähigkeit erwerben, die uns schließlich zu einer besseren Lebensqualität verhilft.

2. Einladung zum Malen

Die Angst vor dem Malprozess ist verständlich und nachvollziehbar. Die Angst vor dem Sichtbaren, das nicht einfach wieder weggewischt werden kann, die Hemmungen, im Tun gesehen und bewertet zu werden, und der Leistungsdruck blockieren zunächst jegliche Motivation. Wie kann jedoch diese Angst verschwinden? Wie kann ich zum Handeln ermutigen? Im sanften Befühlen und Experimentieren mit den Materialien kann allmählich eine Wiederannäherung an die Kreativität und an das Spielerischsein geschehen. Über das Material kann eine innere Bewegung nach außen gebracht werden. Ob dies über Ton, Farbe oder Sand geschieht, ist zunächst sekundär, wichtig ist, dem Klienten den Raum des Experimentierens zu lassen, in dem er seine Kreativität wieder entdecken und ihr vertrauen kann. Im Anschluss daran kann folgende Einstiegsübung sehr hilfreich sein: Auf ein weißes großes Blatt wird ein Farbklecks gebracht. Die Angst, dass einem nichts einfällt oder man etwas falsch macht, kann dadurch erst einmal überwunden werden. Wenn nämlich **etwas** auf dem Blatt ist, kann daran die Phantasie anknüpfen und der Malprozess kann sich entwickeln.

3. Materialien

Im Umgang mit verschiedenen Materialien stellen sich Sinneseindrücke ein, die die Grundlage für das therapeutische Arbeiten bilden.

Deshalb sollte ein breites Angebot an Farben, Stiften, Pinseln, Steinen, Papier, Pappe und Werkzeug zum Schneiden und Feilen vorhanden sein.

4. Setting

Das Malen sollte an einem Tisch durchgeführt werden, der sich an einem hellen, freundlichen Platz in einer Ecke des Raumes befindet. Selbstverständlich sollte auf pflegeleichten und abwaschbaren Unterlagen gearbeitet werden – auf einem antiken Esstisch oder einem wertvollen Perserteppich wird niemand den Mut haben, mit Farben zu experimentieren. Aus dem gleichen Grund wäre es auch nicht angebracht, das therapeutische Setting in einer Malerwerkstatt stattfinden zu lassen.

Für den weiteren Verlauf der Bildbesprechung und Interpretation ist eine räumlich warme, vertraute und angenehme Atmosphäre nötig, in der man sich wohl fühlen und öffnen kann.

5. Deuten und Interpretieren

- Wahrnehmung
- Assoziation
- Kommunikation
- Bildanalyse (Zusammenfassung)

Wahrnehmung

Wir lassen das Bild in der Gesamtheit auf uns einwirken. Dazu brauchen wir einen ruhigen Platz, der genügend Distanz zum Bild ermöglicht. Dies ist wichtig für den Gesamteindruck, der aus nächster Nähe nicht möglich ist. Es wäre optimal, wenn die Betrachtung bei Tageslicht, möglichst an einem hellen Platz, stattfinden könnte, da künstliches Licht die Wahrnehmung beeinflussen und verstellen kann. Die Position des Betrachters kann nach Bedarf verändert werden, sie sollte sogar variabel sein, damit es zu unterschiedlichen Perspektiven kommt. Manchmal bietet es sich an, das Bild auch in eine andere Richtung zu drehen oder auf den Kopf zu stellen, um andere Eindrücke zu sammeln.

Assoziation

In der Phase der freien Assoziation werden innere Bilder, Erinnerungen, Gedanken und Situationen mit den einzelnen Bildelementen verknüpft. Die Assoziationsketten sind für den Deutungsinhalt von großem Wert und bilden die Grundlage der späteren Kommunikation.

Während der Klient in Kontakt mit seinem Bild tritt und frei assoziiert, stellt der Therapeut gezielte bzw. unter Umständen zirkuläre Fragen, die das Konfliktthema einkreisen. Im Dialog zwischen Therapeut und Klient wird die Deutung herausgearbeitet, die für die Diagnose und weitere therapeutische Vorgehensweise entscheidend ist.

Das Bewusstmachen des aktuellen Konfliktes über die bildhafte Gestaltung ist der wichtigste Bestandteil in der therapeutischen Arbeit.

Bei Kindern muss der aufdeckende Prozess unbedingt von den Eltern, zumindest von einem Elternteil, begleitet werden, da Kinder (je nach Alter) intellektuell unter Umständen noch nicht in der Lage sind, die analytischen Zusammenhänge zu verstehen. Deshalb ist es unbedingt erforderlich, die Eltern, oft auch die gesamte Familie, in den Prozess mit einzubeziehen.

Häufig muss man als Therapeut an diesem Punkt mit starker Abwehr seitens der Eltern rechnen. Manche möchten, dass die Schwierigkeiten ihres Kindes extern gelöst werden.

Im Extremfall übernehmen Kinder unbewusst die Probleme der Eltern, fühlen sich verantwortlich und total überfordert, wenn Eltern ihre eigenen Konflikte nicht lösen wollen oder können. Wenn Kinder eine solche Rolle übernehmen, haben sie einerseits einen narzisstischen Gewinn, d.h. sie fühlen sich scheinbar stark, groß und erwachsen, andererseits überspringen sie ihre kindgerechte Entwicklung, die zu einer natürlichen Reifung des Erwachsenwerdens gehört. Die permanente Überforderung kann dann der Auslöser für Stressanfälligkeit, Müdigkeit, Depressionen, Aufmerksamkeitsdefizitsyndrom, Verhaltensauffälligkeiten und schließlich auch für auftretende psychosomatische Beschwerden, wie Allergien, Kopfschmerzen, Migräne, Durchfallerkrankungen, Entzündungen, chronische Bronchitis und vieles mehr sein. Das Kind ist aus der Balance geraten und kann sich erst wieder ausbalancieren, wenn die Eltern es entlasten.

Zu beachten ist, dass Kinder häufig andere Assoziationsketten bilden als Erwachsene, weil Erwachsene auf andere Erfahrungen und Wahrnehmungen zurückgreifen können.

Der Erlebnisbereich von Kindern ist ein anderer als bei Erwachsenen, da sowohl die intellektuelle Reife als auch der Realitätsbezug fehlen.

Bildanalyse

In der Phase der Detailbetrachtung, aus der die Farb- und die Formsymbolik herausgearbeitet werden sollen, ist als erstes eine horizontale Dreiteilung des Bildes vorzunehmen, damit die Details später leichter zu erfassen sind.

Zunächst liegt das Gewicht auf Farben, Farbnuancen, hell und dunkel, leicht und schwer und der Farbstimmung. Wir überprüfen, welche der in Kapitel IV beschriebenen Farbsymbolik zum Gesamteindruck passt.

Wir wenden uns dem Thema des Bildes zu. Dabei betrachten wir Formen und Figuren immer im Zusammenhang mit den Aussagen des Klienten. Im Gespräch achten wir besonders auf Details (eine rote Blume am Wegesrand, ein verstecktes Gesicht, eine

Kerze, ein Herz), die ein Hinweis auf unbewusste Themen sein können. Auch etwas „Verwischtes" ist aufmerksam zu betrachten. Mit der Zeit bekommt man einen „Lupenblick", denn kleine Darstellungen am Bildrand oder in einem Baum (z.B. das Boot auf dem See von Herrn S.) runden das „Bild" erst entsprechend ab.

Aus Kommunikation, Farb- und Formsymbolik können Therapeut und Klient wegweisende Themen für die nachfolgende Therapie erarbeiten. So gilt es, Verpacktes auszupacken, Verkrustetes zu lösen, Angstbesetztes vertraut zu machen, Sehnsüchtiges in Realistisches zu verwandeln, Verstopftes zum Fließen zu bringen usw. Im weiteren Verlauf kann auf Entwicklung, Wiederholung und Veränderung geachtet werden.

Immer wieder erweist es sich als vorteilhaft, den Blick auf die Ausgangssituation der Erstbildbetrachtung zu werfen und die nachfolgenden Arbeiten als eine Art „Entwicklungsgeschichte" zu betrachten. Im Verlauf der Therapie werden sich Veränderungen abzeichnen, die immer mehr Mut und Handlungsspielraum zulassen. Darin liegt die Chance der Veränderung und der Heilung.

In der Kunsttherapie kann man immer wieder neue Lebensentwürfe machen. Das heißt, dass eine „sichtbare Entwicklung" stattfindet, deren Fortschritte durch den eigenen Ausdruck abgebildet und somit dokumentiert sind. Genau dies ist es, was den „eigenen Wert" ausmacht.

6. Der Menschenfresser (Fallbeispiel Lara)

Fallbeschreibung: Ein kleines Mädchen von sechs Jahren, ich nenne sie Lara, wurde mit Schlafstörungen, Nervosität und Neurodermitis zu mir geschickt. Sie war sehr krankheitsanfällig und litt unter häufiger Blasenentzündung. In ihrer kognitiven Entwicklung war sie altersmäßig voraus. Dennoch machte die Mutter sich Sorgen, weil sie den Schulreifetest durch extrem kleinkindliches und ängstliches Verhalten verweigerte. Der Vater, der von Laras Geburt an von der Mutter getrennt lebte, verbrachte alle vierzehn Tage ein ganzes Wochenende mit Lara. Er lebte in einer Einzimmerwohnung und seine Tochter hatte keinen eigenen Raum für sich selbst, um sich zurückziehen zu können.

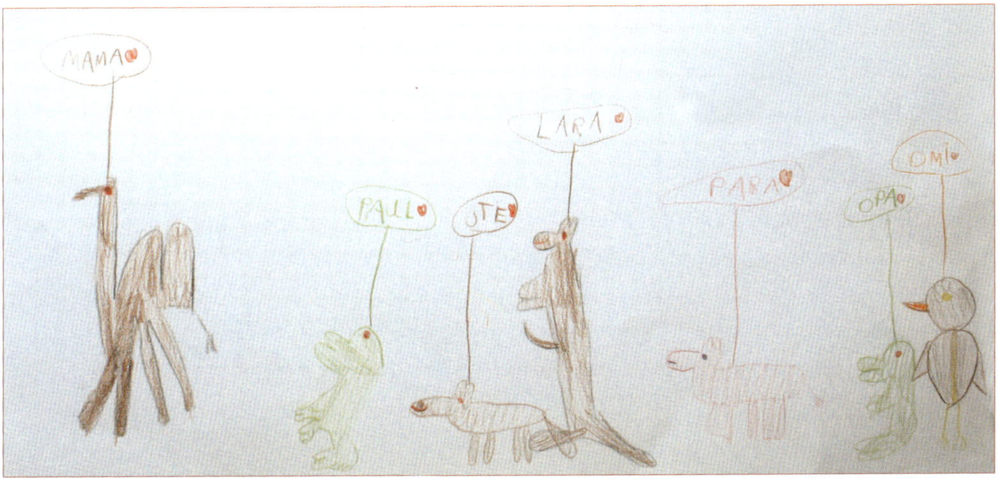

Abb. 19: „Tierfamilie“

Sie musste mit ihm in einem Bett schlafen, wie eine erwachsene Frau neben ihrem Mann und beklagte sich über seine grenzüberschreitenden Kitzelattacken.

In den ersten Stunden zeigte sich Lara sehr anhänglich und schüchtern und war nur zusammen mit ihrer Mutter zum Malen zu bewegen. Nachdem sie die kleinkindhafte Regressionsphase ablegen konnte, kam sie alleine zur Malstunde. Mit Hilfe von Phantasiereisen und Märchen kam sie nach einer Weile zur Ruhe und wurde entspannter. Ihre Zeichnungen wurden klarer und sie lernte, ihre Bilder zu beschreiben.

Eines Tages stellte ich ihr die Aufgabe, ihre Familie als Tiere zu malen. Sie malte ihre Mama als Kamel, ihren Bruder als Frosch, sich selbst als Känguru und ihren Vater als Schwein (Abb. 19 „Tierfamilie“). Mich reihte sie in der Mitte als Hund ein. Ihre Aussage hierzu lautete: *„Das Kamel ist froh, der Frosch liebt grün, das Känguru mag Gras und das Schwein mag Schlamm und wühlt sich gerne darin herum.“ Der Hund in der Mitte passt auf!*

Ich war von den Sorgen der Mutter informiert worden, die das übergriffige Verhalten des Vaters ängstigte. Die Mutter musste sich gegen das ständige impertinente Verhalten des von ihr getrennt lebenden Vaters ihrer Tochter zur Wehr setzen.

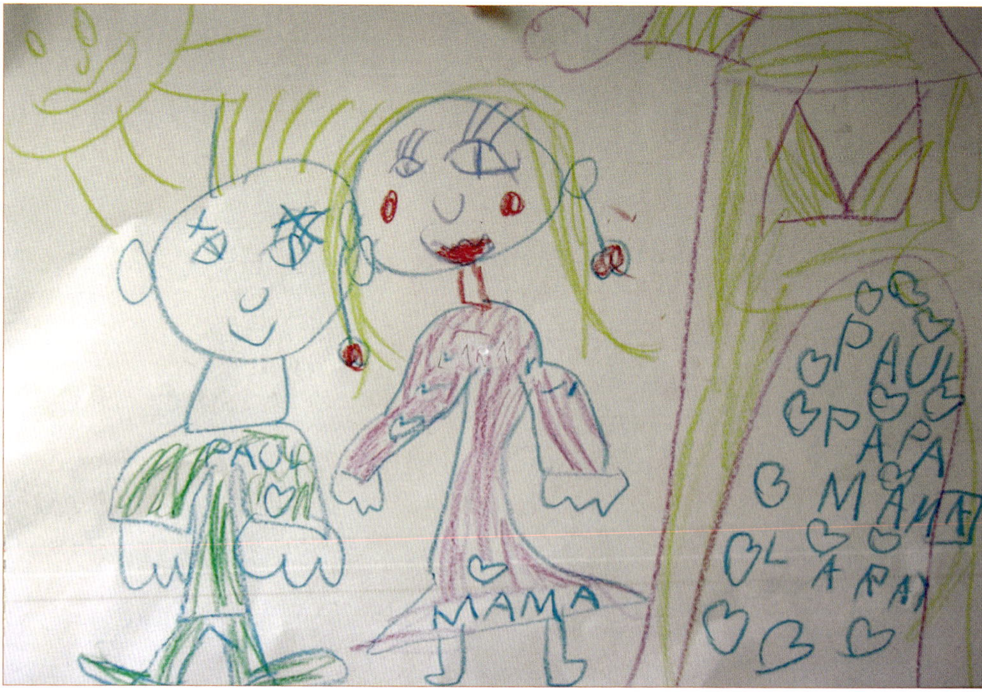

Abb. 20: „Der Menschenfresser“

Während der Bildbetrachtung und des Dialoges mit Lara stellte sich heraus, dass die Kleine „Schwein und Schlamm“ sowohl mit unangenehmen als auch mit angenehmen Gefühlen verband.

Um mehr Klarheit zu bekommen, machte es Sinn, ein früheres Bild von Lara zu betrachten (Abb. 20 „Der Menschenfresser“), dessen Bedeutung mir noch nicht ganz klar war.

Die Aussage von Lara zu diesem Bild war folgende:

„Das Haus sieht so aus, als wenn es gerade die Prinzessin oder den Prinzen auffressen würde.“ Das Haus ist ein Menschenfleischfresser, der holt uns alle rein. Dann zerfleischt er uns alle und steckt uns in den Mund. Die Knochen wirft er raus, dann schluckt er uns runter, mit der Leber.“ Woran man das erkennen könne, fragte ich und sie antwortete: *„Weil er große, böse Augen hat und ein großes Maul“.*

Die Geschichte erinnert an das Märchen vom Rotkäppchen und dem bösen Wolf. Unschwer kommt hier das extrem übergriffige Verhalten des Vaters im Erleben des Kindes zum Ausdruck. Das Haus symbolisierte ihn in Person, dessen Schornstein sie als *„riesengroße Hand"*, die Fenster als Augen und das Eingangstor als ein *„großes Maul"* bezeichnete. Auffällig ist die Selbstdarstellung von Lara als große erwachsene Frau neben ihrem älteren Bruder, der in der Realität älter und größer ist. Die Farbe Lila (Haus und Kleid) ist die Farbe der Ambivalenz, weil Rot und Blau extrem gegensätzliche Pole vereinen und zugleich die Farbe der Verführung (des Zauberers). Die Lippen von Lara sind knallrot geschminkt, wie die einer erwachsenen Frau. Sie hat Rouge aufgetragen und trägt lange Ohrringe.

Ich kam zu folgendem Gesamtergebnis:

In Laras Selbstdarstellung sind Frau und Kind vereint, deutlich bezeichnet als „Mama und Lara". In der Beziehung mit ihrem Vater erlebt sie sich als erwachsene Frau. Lara beschriftet ihre Bilder selbst, sie kann bereits mit fünf Jahren in Großbuchstaben schreiben und lesen. Die Herz-Symbole im Eingang des „Vaterhauses" drücken ihren Wunsch nach väterlicher Liebe, Anlehnung und Angenommensein aus, die sie in Wirklichkeit vermisst.

Dieser Fall zeigt noch einmal deutlich die Vorgehensweise der Bildbetrachtung an, die immer wieder im Zusammenhang mit den gesamten Lebensumständen gesehen werden muss. In diesem Fall stand die belastende Familiensituation (getrennt lebende Eltern, ungelöste Beziehungsverhältnisse, juristische Auseinandersetzung) als ungelöst im Vordergrund und beschwerte die kindliche Seele. Die psychosomatischen Beschwerden (Allergie, Blasenkatarrh, Erkältung, Nervosität und Müdigkeit) waren die Folge der belastenden Situation. Parallel zu der Therapie veranlasste die besorgte Mutter, das Umgangsrecht mit dem Vater für eine Zeit zu unterbinden, um Lara zur Ruhe kommen zu lassen. Die Gerichte sahen jedoch die Notwendigkeit nicht und gaben dem Vater (auch in zweiter Instanz) Recht, die bisherige Umgangsregelung beizubehalten. Der Mutter drohten hohe Geldsummen, falls sie sich nicht an die Besuchsregelung halten würde. Das zuständige Jugendamt sah keinen Anlass sich einzuschalten, da (emotionaler) Missbrauch nur schwer nachweisbar ist.

An diesem Beispiel wird deutlich, dass manchmal die aufdeckende Betrachtung von Kinderzeichnungen für Therapeut und Eltern sehr belastend sein kann. Dennoch sollte keinesfalls kapituliert oder gar Aufgedecktes wieder zugedeckt werden. Selbst wenn die

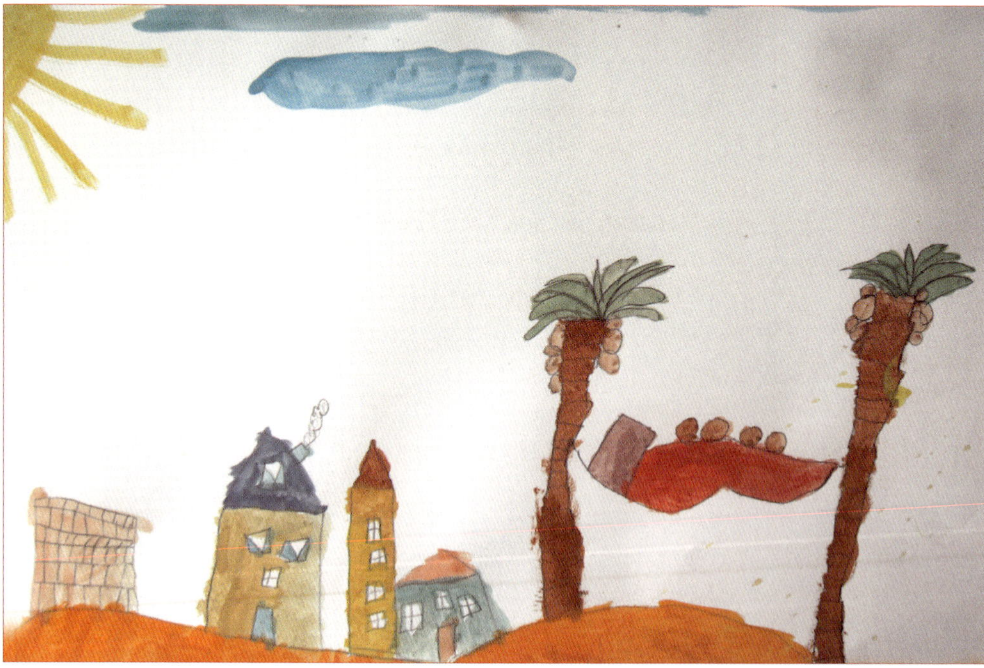

Abb. 21: „Urlaub auf Lanzarote"

äußeren Umstände nicht veränderbar sind (dies steht nicht in unserer Macht), kann man durch die Therapie Spannungsabfuhr und Klärung – d.h. einen Teilprozess einleiten, der schließlich Heilung bewirkt, denn regelmäßiges Malen ermöglicht, Erregendes auszudrücken, damit das Problem sich nicht verstärkt. Die begleitende (neben der medizinischen) Maltherapie half Lara, sich selbst besser abgrenzen zu können und in sich stabiler zu werden. Sie lernte im kreativen Dialog, sich auszudrücken. Somit war sie in der Lage, sich weitgehend selbst besser schützen zu können. Ungefähr nach einem Jahr war sie fast beschwerdefrei, was man auch in Abb. 21 „Urlaub auf Lanzarote" erkennen kann. Das Haus wirkt nunmehr nicht mehr übermächtig, daneben stehen eine ebenso große Kirche und zwei riesengroße Palmen als Schutz. Auffällig ist die Steinmauer am linken Bildrand, die ein Symbol für Stabilisierung und Schutz darstellt. Insgesamt kann man feststellen, dass Lara mit ihrer familiären Situation besser zu Recht kam.

Bei Kinderzeichnungen muss mit äußerster Sorgfalt vorgegangen werden. Oft ist es ratsam, sich mit anderen Kollegen auszutauschen und zu beraten.

VII. Angst

„Es gibt keine Grenzen.
Nicht für den Gedanken,
nicht für die Gefühle.
Die Angst setzt die Grenzen."
(Bergmann)

1. Wie Angst entsteht und wovor sie uns schützt

Das Gefühl der Angst ist uns Menschen angeboren. Wir alle kommen mit der Fähigkeit auf die Welt, Angst zu empfinden. In gefährlichen Situationen wirkt sie in unserem Körper wie eine Alarmanlage, die uns auf Gefahren aufmerksam macht und uns rechtzeitig warnt. Sie macht bereit zu Kampf, Flucht oder Stillstand. Für unsere Vorfahren gab es drei Devisen zum Überleben: „Nichts wie weg" (Flucht), „Draufschlagen, den Gegner aus dem Revier vertreiben" (Kampf) und „Ducken, ruhig bleiben, bis der Gegner sich verzogen hat" (Schrecken). Die jeweilige Situation, in der wir Angst empfinden, ist mit körperlichen Reaktionen verbunden: Anspannung der Muskulatur, Beschleunigung von Puls und Atem, Durchblutungsstörungen usw.. Angst ist eine durchaus sinnvolle Einrichtung der menschlichen Psyche. Sie hat die Funktion, uns in Gefahrensituationen zu schützen und uns beim Überleben zu helfen.

Angst entsteht aber auch durch Lernen. Wenn wir eine Situation als gefährlich erlebt haben (traumatisch), beispielsweise einen schweren Unfall, einen Sturz, den Tod eines Angehörigen, Biss eines Hundes, achten wir besonders darauf, dass sich eine solche Situation nicht wiederholt, weil sie mit Schmerzen verbunden ist, indem wir ähnliche Konfrontationen vermeiden. *„Ein gebranntes Kind scheut das Feuer."* Diese oft übertriebene Vermeidung führt zu unrealistischen Einschätzungen, die Angst weitet sich aus und bestimmt bzw. behindert im Extremfall unseren Alltag.

Angst entsteht, wenn wir ein Problem haben, das uns ausweglos erscheint.

Angst tritt in manchen Fällen jedoch auch ohne vorhergehendes Lernen auf. Chronische Überforderungen, Stress am Arbeitsplatz, Eheprobleme, Überarbeitung, übergangene Erkrankungen können regelrechte Angstattacken auslösen.

Schließlich können körperliche Erkrankungen, wie z.B. Schilddrüsenfehlfunktionen, Mangel an Vitamin B1, Lebererkrankungen, Virusinfektionen, Schwächeanfälle oder Schwindelgefühle, Angstzustände auslösen.

2. Die Ursachen der Angst

Ängste haben verschiedene Ursachen und müssen sehr differenziert betrachtet werden. Wir Menschen kommen mit Empfindungen auf die Welt, die von Geburt an da sind, aber noch keinerlei Erwartungen, Fehleinschätzungen oder gar schlechte Erfahrungen beinhalten. Die ersten Erfahrungen macht ein Säugling also mit der Pflege und Zuwendung der Eltern, die rundherum für sein Wohlbefinden verantwortlich sind. Von ihnen hängt es ab, ob der kleine hilflose Mensch in seinen Bedürfnissen wahrgenommen und befriedigt wird. Ist die Pflege und Zuwendung durch die Eltern nicht hinreichend gesichert oder womöglich durch Krankheit beeinträchtigt, können sich erste Empfindungen unangenehmer Gefühle einstellen, die aber noch nicht bewusst wahrgenommen werden können. Deshalb werden sie im Unbewussten gespeichert und können später in Lebenssituationen, die von Mangel bedroht sind, abgerufen werden und sich in Form von Angst äußern. Manche Menschen können sich nicht erklären, woher ihre Angst stammt. Durch Umwelterfahrungen sowie durch Bewertungen und Ansprüche der Eltern lernen Kinder, Gutes von Bösem zu unterscheiden und Gefährliches von Ungefährlichem abzugrenzen. Sie lernen bestimmte Verhaltensweisen, die sie in ein Bewertungssystem einordnen, das sie handlungsfähig macht und gleichzeitig schützt. In einem überbehütenden Elternhaus kann kein Mensch zum „Draufgänger" heranwachsen. Umgekehrt werden mutige bis waghalsige Verhaltensweisen erlernt in einem Elternhaus, in dem unbekümmerte oder sogar leichtsinnige Umgangsformen herrschen. Schließlich sind es die eigenen Erfahrungen, die tagtäglich zu positiven oder negativen Einschätzungen führen und unser Handeln bestimmen. In welchen Situationen sich Angst einstellt, ist von Mensch zu Mensch so unterschiedlich, dass dazu keine einheitliche Aussage gemacht werden kann. Durch unsere Medien und Schreckensnachrichten nehmen allerdings die Zukunftsängste in der Bevölkerung eher zu als ab. „Man kann sich ja nicht mehr aus dem Haus wagen, weil ständig etwas passiert."

In der „Psychologie Heute" (Januar 2006) fand ein Interview mit dem Hirnforscher Prof. Dr. Manfred Spitzer zum Thema „Lernen" statt. „Mit positiven Gefühlen wird besser gelernt", wurde festgestellt, nur wie kann man Kindern positive Gefühle vermitteln? Indem man sie dazu ermutigt, etwas eigenständig zu bewältigen und aktiv zu handeln, und sie so zu ihrem persönlichen Erfolgserlebnis führt. *„Man muss aufgreifen"*, führt Stern weiter aus, *„was Kinder ohnehin interessiert, z.B. Musizieren, Bewegen oder schöpferisches Tätigsein. Man könnte der Auffassung sein, dass mit Angst gut gelernt werden kann. So wie man die Hand kein zweites Mal auf die heiße Herdplatte legt. Wir können aber zeigen, dass der emotionale Zustand des Lernenden bestimmt, mit welchem Gehirnmodul ein Inhalt gelernt wird. Das gleiche Material wird in guter Stimmungslage mit Hilfe von Gehirnbereichen gelernt, die für Lernen und Gedächtnis zuständig sind, unter negativer emotionaler Befindlichkeit sind jedoch Gehirnbereiche aktiv, die Angst und daran gekoppelte Reaktionen vermitteln. Das heißt: Wenn das entsprechende Material abgerufen wird, wird im negativen Fall die Angst mit abgerufen. Angst und Kreativität aber schließen sich gegenseitig aus. Das finden Sie heraus, wenn Sie dem Gehirn beim Lernen zuschauen. Wenn wir Kinder so unterrichten wollen, dass sie in 30 Jahren Probleme besser lösen, brauchen wir also Unterricht in einer positiven Atmosphäre."*

„Ich male – also bin ich" ist sozusagen ein Angst-Killer.

Die Angst lähmt, während die Kreativität die eigenen Kräfte und Fähigkeiten freilegt. Das Kind lernt, dem eigenen Ausdruck – seinem Bild – zu vertrauen. Der Erwachsene findet zu seiner Kreativität zurück – zu seinem eigenen Wesen. Je mehr wir wir selbst sein können, desto mehr können wir uns auch wieder trauen, desto ungestörter kann der Kontakt zu uns selbst und zu unserer Umwelt fließen.

3. Seelische und körperliche Reaktionen der Angst

Angst ist zunächst einmal ein Gefühl, das sich körperlich äußert. Man fühlt sich angespannt, leicht reizbar, ist unkonzentriert und unfähig, sich zu entspannen. Zum Teil drückt sich ein Angstzustand auch in Form von Depressionen oder Niedergeschlagenheit aus. Oft kreisen die Gedanken um dasselbe Thema herum, man kann sie nicht abstellen oder fortschicken. Diesen Zustand, der unerträglich werden kann, nennt man „Grübeln". Die Unerträglichkeit kann dazu führen, dass man das Gefühl hat, verrückt zu werden. Oftmals steigert man sich in Zustände, die vollkommen irreal sind. Körperreaktionen, wie Konzentrationsschwierigkeiten, Denkblockaden, Atembeschwerden, Magenbeschwerden, Blähungen, Verstopfungen und vermehrtes Weinen, können infolge dieses seelischen Zustandes eintreten.

4. Wenn Angst krank macht

Wir haben festgestellt, dass Angst sich ganz unterschiedlich äußern kann. Oftmals bringt man selbst seine körperlichen Beschwerden gar nicht in Zusammenhang mit Angst. Leidet der Mensch an permanenten Angstzuständen, so ist etwas durch äußere bzw. innere Einflüsse aus dem Gleichgewicht geraten. Der Körper, der normalerweise nach einer großen Anspannung wieder Entwarnung meldet und in den entspannten Zustand gerät, bekommt permanent Warnsignale, die ihn in Dauerstress versetzen.

Das Alarm-System ist durcheinander geraten und meldet dauerhaft Gefahr, auch wenn diese längst vorüber ist. Es entsteht ein Missverhältnis von Anspannung und Entspannung.

Früher oder später kommt es zu einer Überbelastung der Organe, zu so genannten psychosomatischen Krankheiten.

Schlaflosigkeit ist häufig die Folge dieses Zustandes. Bestimmte Situationen werden gemieden und viele Menschen ziehen sich immer mehr zurück, sind permanent erschöpft und wie gelähmt. Andere wieder versuchen, die Angst mit zwanghaften

Ritualen zu bekämpfen, um die Unruhe zu besiegen. Für viele Menschen sind Medikamente unumgänglich, um aus dem Teufelskreis herauszukommen. Permanente Belastungen können vegetative Fehlsteuerungen auslösen, die zu Schreckhaftigkeit, Schockhaltung, Kampf- oder Fluchtreaktionen führen.

Wir alle kennen den Zustand einer Schockreaktion, in der man hilflos, gelähmt und ohnmächtig werden kann. Übelkeit und Durchfälle können sich einstellen, genauso kann der Kreislauf absinken, man wird kreidebleich, die Knie zittern, Weinkrämpfe und Schwindelgefühle sind nicht selten.

Die Kampf- oder Fluchtreaktion äußert sich etwas anders. In einer solchen Belastungssituation reagiert der Betroffene überaktiv, gehetzt, aggressiv, bereit zu Kampf oder Flucht. Er bekommt Herzrasen, atmet schneller, der Blutdruck steigt in die Höhe, die Muskeln spannen sich an, körperliche Beklemmungen können sich einstellen. Es kann zu Spannungskopfschmerzen oder nervösen Herzbeschwerden kommen, nicht selten auch zum Herzinfarkt.

5. Wie überwinde ich meine Angst?

Zahlreiche Menschen leiden unter starken Ängsten und werden in ihrer Lebensqualität extrem eingeschränkt. Die Angst vor Ablehnung, vor dem Alleinsein, vor Trennung, Menschenansammlungen, Tunneln, Spinnen, Fahrstühlen, vor dem Fliegen und letztendlich vor dem Tod begegnet uns Therapeuten tagtäglich in der Praxis.

Auch hier gibt es kein allgemeingültiges Rezept. Man kann die Angst mit Medikamenten eindämmen, aber beseitigen oder einfach wegblasen kann man sie nicht. Es gibt zahlreiche Behandlungsmethoden und erprobte Ansätze zur Linderung von Angst, die auch kurzfristig, manchmal sogar langfristig, Erfolg bringend sind. Doch jeder Betroffene muss für sich selbst herausfinden, welche Methode für ihn die richtige ist.

Die Kreativtherapie ist eine von vielen Behandlungsmöglichkeiten, die ohne Medikamente durchgeführt wird. In einer vertrauensvollen geschützten Atmosphäre, einer bequemen Körperhaltung (im Sitzen oder im Liegen) werden zunächst durch gezielte Entspannungsübungen (Phantasiereisen, autogenes Training) seelische Verkrampfungen gelöst. Dann ist es wichtig, dass die Ängste wahr- und ernst genommen werden. Der kreative Ausdruck hilft, die Angst „hinauszuschreien". Meines Erachtens ist es von Bedeutung, den Betroffenen zunächst wieder zu einem gesunden Selbst-Wert-Gefühl zu verhelfen. Denn dieses Grundgefühl, das vielen Menschen abhanden gekommen ist, weil es irrtümlicherweise mit Egoismus gleichgesetzt wird, bildet jegliche Basis für Selbst-Vertrauen. Mit einem geringen Selbstwertgefühl haben Sie ständig eine Liste davon im Kopf, was Sie alles nicht können oder haben. Sie liegen auf der Lauer, von anderen bei dieser Schwäche ertappt zu werden. Infolgedessen stellt sich die so genannte selbst erfüllende Prophezeiung ein, bei der die Negativeinstellung bestätigt wird.

Die Therapie ist eine Art Übungsfeld, negative Gedanken und Gefühle in positive umzuwandeln. Es geht darum, das negative Selbst-Bild in ein positives umzuwandeln und dieses zu stärken.

Die Umwandlung vom negativen zum positiven Selbstbild vollzieht sich meist in einer Zeitspanne zwischen drei und sechs Monaten. Mit diesem Prozess verliert die Angst nach und nach ihre Macht. Die Opferrolle kann allmählich abgelegt werden. Das allererste gemalte Selbstbild, aus dem oft Angst und Verzweiflung spricht, spiegelt in den meisten Fällen deutlich einen Zustand, der schon beim Betrachten ein „Austreten aus der Rolle" bewirkt. Wer möchte schon in einer solch armseligen Position bleiben? Mit dem „Selbst-Ausdruck" ist bereits der erste Schritt zur Heilung vollzogen. Die Angst kann betrachtet werden! Viele Menschen entdecken ihre kreativen Fähigkeiten und beginnen erst jetzt, schöpferisch tätig zu werden. Andere bringen den Mut auf, sich ihren Ängsten zu stellen und werden aktiv, indem sie andere Verhaltensweisen ausprobieren.

So schilderte mir eine Klientin, ihr Mann dulde nie ein Widerwort. Sie hielt sich brav an seine Regeln und wurde immer depressiver und ängstlicher im Umgang mit anderen Menschen. Sie traute sich einfach nichts mehr zu. Nachdem sie ihr Selbstbild betrachtet hatte, erkannte sie, in welcher Opferrolle sie sich befand, und von nun an schuf sie ihr eigenes Bild. In vielen Fällen ist auch die Angst vor Veränderung ein Grund, auf der Stelle zu treten. Wegen der scheinbaren Sicherheit, an der festgehalten wird, kann sich nichts mehr fortbewegen. Aber das Leben ist Veränderung, es bedeutet ununterbrochene Entwicklung und Wachstum bis ins hohe Alter hinein. Nicht so sehr im Erleben eines Bildes, sondern vielmehr im Gestalten desselben liegt die heilsame Wirkung der Kunst.

Im gestalterischen Prozess werden Gefühle lebendig und mächtig, schließlich aber auch geordnet und beherrscht, was wiederum (Selbst)-Sicherheit verschafft.

Die originelle, individuelle, schöpferische Leistung ermöglicht also Ich-Findung und Selbstverwirklichung. Und darin liegt der wesentliche Gewinn: in der Beziehung zwischen dem Ich und dem künstlerischen Schaffen – für den Gesunden ebenso wie für den psychisch Kranken.

6. Ich trau mich wieder (Fallbeispiel Thilo)

„Jetzt habe ich keine Angst mehr vor anderen Kindern."

Um die Wahrnehmung des Lesers zu schärfen, möchte ich zunächst einige Bilder von Thilo vorstellen und bitte Sie, dabei wenige Minuten zu verweilen, ehe sie seine Geschichte lesen. Lassen Sie Ihren Gedanken und Emotionen beim Betrachten der Bilder freien Lauf und sammeln Sie die Eindrücke, die in Ihnen auftauchen.

Ende April 2005 besuchte mich Thilo zum ersten Mal zusammen mit seiner Mutter in meiner Praxis. Er war ein blasser, sensibler Junge, der sich zurückhaltend und schüchtern gab. Die Mutter berichtete mir von Thilos körperlichen Beschwerden, wie Kopf- und Bauchschmerzen, die in der letzten Zeit immer häufiger auftraten. Die ärztlichen Untersuchungen blieben ohne greifbaren Befund, medikamentös konnten Thilos Leiden nur geringfügig eingedämmt werden. Der Junge fühlte sich jeden Morgen unbehaglich und lustlos und wollte die Schule nicht besuchen. Weder er selbst noch seine Mutter konnten seine Schulunlust erklären, und über besondere Vorkommnisse in der Schule wussten sie auch nichts zu berichten.

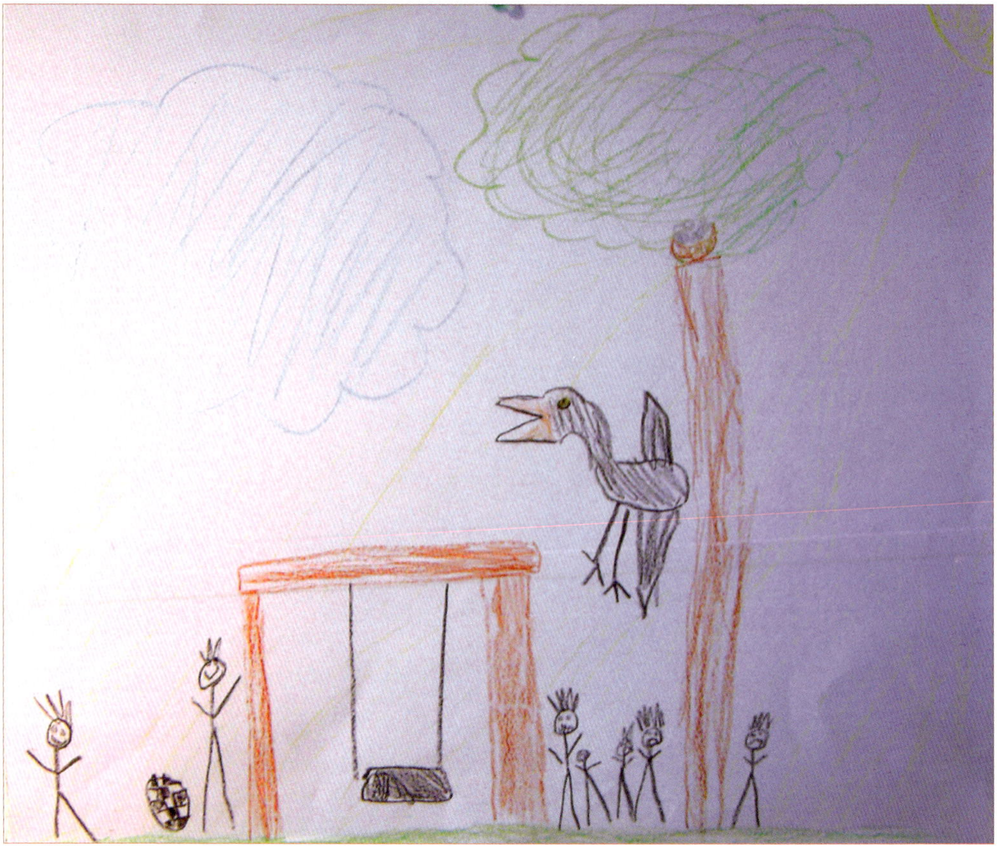

Abb. 22: „Der Rabenvater"

Der Siebenjährige war ein intelligentes Kind, das den schulischen Leistungsanforderungen durchaus gewachsen war und ohne fremde Hilfe seine Hausaufgaben erledigen konnte. Die Vermutung liegt nahe, dass ein ungelöster Konflikt auf die kindliche Psyche wirkte und sich in psychosomatischen Beschwerden manifestierte.

Ich forderte den Jungen auf, ein Bild von seiner Schule zu malen. Das Bild zeigt seine Situation auf dem Schulhof. Ein großer Baum, eine Schaukel und Kinder beim Fußballspielen. Strichmännchen, die sich um die Schaukel herum vergnügen. Er selbst (vierter von rechts) ist der Kleinste unter seinen Klassenkameraden und unterscheidet sich auffällig durch Größe und Gestalt von den anderen Kindern, obwohl dies nicht der Realität entspricht.

Thilo hat als einziger keine hochgestellte Haarfrisur. Über dem Schulhofgeschehen schwebt ein übergroßer schwarzer Vogel, den er als „Rabe" bezeichnet. Ich empfinde ihn als sehr bedrohlich. Auf meine Frage hin, ob es ein Mama-Rabe oder ein Papa-Rabe sei, antwortete Thilo: *„natürlich ein Papa-Rabe"*. Ich wollte weiter wissen, was der schwarze Rabe verkündete und Thilo antwortete: *„Diese doofen Jungs machen solch einen Krach, dass meine Eier nicht mehr schlafen können."* Erst in diesem Moment nahm ich das Vogelnest am Ende des Baumstammes wahr.

Thilo, der sich – auf Grund seines Nichtvermögens, auf verbale Angriffe kindgerecht zu reagieren, da er seine Emotionen nicht altersgerecht kontrollieren konnte – von seinen Schulkameraden bedroht fühlte, wünschte sich unbewusst einen väterlichen Schutz und ein Vorbild. Da sein Vater jedoch nicht im gemeinsamen Haushalt lebte und inzwischen eine neue Familie gegründet hatte, war er für Thilo nicht immer anwesend.

Auch nach C.G. Jung spielt die Baumdarstellung eine große Rolle für den menschlichen Individuationsprozess. In der Kunsttherapie stellt er immer wieder eines der aussagekräftigsten Symbole dar, das für Verwurzelung, Lebensfluss, Entfaltung und Emporwachsen eingesetzt werden kann.

Eine Baumdarstellung kann im entsprechenden Zusammenhang als unbewusstes Ich-Bild gesehen werden.

Thilo wünschte sich die Nestwärme, in die er sich in solchen Situationen am liebsten schutzsuchend zurückgezogen hätte, weil er sich seinen Klassenkameraden unterlegen fühlte und sich vor ihnen fürchtete. Der „Rabenvater", der als schwarzer, großer Vogel über allem schwebt, sollte ihn beschützen, bot ihm aber in Wirklichkeit keinen ausreichenden Schutz und zu wenig Stärke. Die Trennungssituation der Eltern löste unbewusst in Thilos Seele Trauer und zugleich Wut aus, die er nicht angemessen zum Ausdruck bringen konnte, weil ihn dann Verlustängste eingeholt hätten. Also wehrte er seine Gefühle unbewusst ab, indem er sie intellektuell verarbeitete, um sich einerseits stärker zu fühlen und andererseits eine gewisse Überlegenheit an den Tag zu legen. Dadurch kontrollierte Thilo seine Affekte sehr stark und drängte sie zurück, was einem altersgerechten Verhalten nicht gerecht wird.

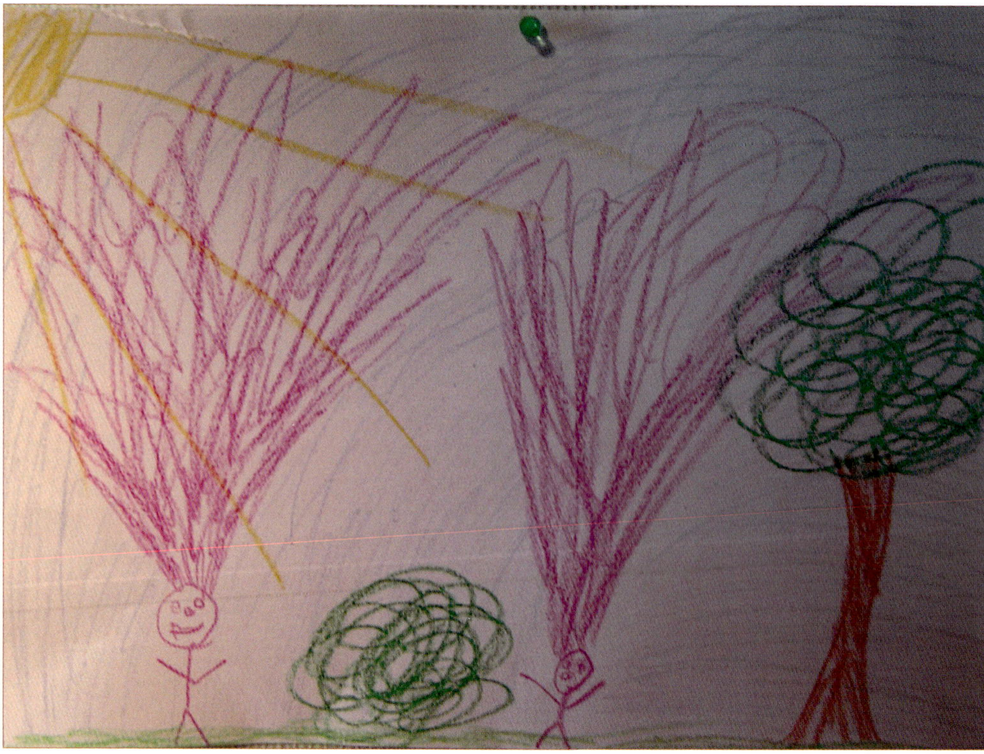

Abb. 23: „Ich will stark sein"

Bereits in der nächsten Sitzung geschah eine Veränderung: Thilo projizierte seine schwachen Anteile auf das Bild, indem er sich einerseits selbst hinter dem Busch versteckte, andererseits auf der Mitte des Bildes den „starken Mann" markierte. So konnte er aus der Subjektstufe heraustreten und symbolisch die Wunsch-Situation abbilden, indem er die Rollen vertauschte. Er wollte sich nicht mehr hilflos und ängstlich hinter einem Busch verstecken, sondern sich aus der passiven Rolle herausentwickeln. Er malte von sich ein neues Bild und somit war der erste Schritt der Therapie vollzogen, weil er selbst seine eigene Stärke entdeckte. Im weiteren Verlauf malte Thilo den gleichen Baum, den Busch und wieder zwei Kinder in Gestalt von Raketen, mit überdimensionalen, lila-roten, senkrecht hoch stehenden Haaren. Man kann hierbei die Verwandlung erkennen, die sich deutlich abzeichnete. Thilo brauchte sich nicht mehr vor den anderen Kindern fürchten und traute sich sogar, aggressive Gefühle anzunehmen und zuzulassen.

Nach einigen Wochen verschwand sein Unwohlsein, er nässte nachts nicht mehr ein, die Schulangst ließ allmählich nach und er traute sich zu, an einer zweitägigen Klassenfahrt teilzunehmen, was für seine Verhältnisse einen großen Fortschritt bedeutete.

In den darauf folgenden Therapiestunden erarbeiteten wir gemeinsam Verteidigungsstrategien und den Umgang mit Wut und Trauer. Zusätzlich riet ich der Mutter, einen Boxball anzuschaffen, an dem Thilo a.) seine Wut loswerden und b.) in Kontakt mit seiner eigenen Stärke kommen konnte. Seine Ängste verschwanden und seine Bauchschmerzen ließen deutlich nach.

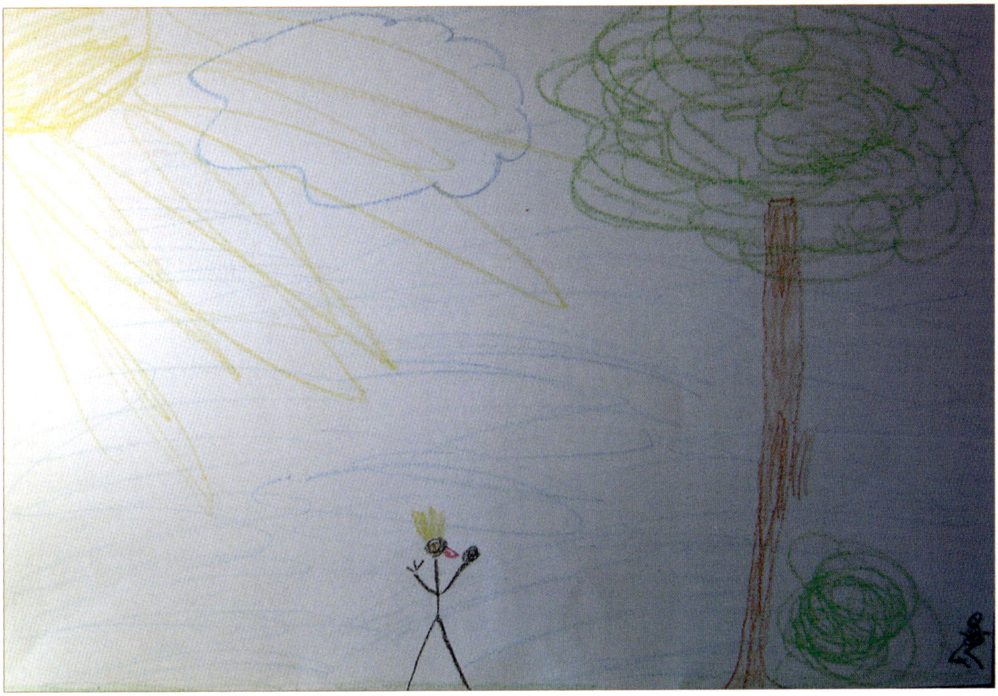

Abb. 24: „Das bin ich"

Nach weiteren sechs Monaten erschien er mit einem Abschiedsgeschenk in meiner Praxis.

Er brauche nun keine Stärkung mehr, betonte er stolz, es gehe ihm gut und er fühle sich viel wohler in der Schule. Er hatte sich inzwischen mit einem netten Klassenkameraden angefreundet, mit dem er auch privat einiges unternahm.

VIII. Schlusswort

Ausgehend von der Frage, was Kreativität mit Therapie zu tun hat, habe ich versucht, über das kreative Malen einen Weg zur Heilung und somit zu sich selbst aufzuzeigen. Denn nichts ist schädlicher, als den Kontakt zu sich selbst zu verlieren und seiner eigenen Wahrnehmung nicht mehr trauen zu können. Man kann seine eigenen Empfindungen durch erlernte gesellschaftliche Regeln ersetzen und unangenehme Eigenschaften auf andere Menschen projizieren. Doch diese Verhaltensweise hat Kontakt- und Beziehungsunfähigkeit zur Folge, man ist manipulierbar und bringt sich mit der Zeit immer mehr um sein eigenes ICH. Auch die Fremdheit und die Andersartigkeit der Menschen zulassen zu können, setzt eigene Wertschätzung voraus.

Die Kreativität ist uns Menschen angeboren und über Jahrtausende, seit Menschengedenken, ausgeübt worden. Wo Wort und Schrift noch nicht erfunden waren, wurde die Bildersprache als Ausdruck und Kommunikation benutzt.

Bettina Egger behauptet, Kreativität sei weder eine spezielle Begabung noch eine Betätigung, sondern sie sei das Wesen des Menschen. Kohut betrachtet als geheilt, wer fähig sei, im Bereich des Selbst durch eigene narzisstische Bemühungen, zu einem kreativen Ausdruck unabhängig von der sozialen Anerkennung zu gelangen.[38]

Mit anderen Worten: Wer mit sich in Kontakt bleibt, bleibt auch im Fluss mit seinen Gefühlen, seiner Umwelt und seinen Mitmenschen. Mit sich selbst im Reinen zu sein bedeutet inneren Frieden und Freiheit. Das heißt keineswegs, dass uns ein konfliktfreies Leben beschieden ist (Probleme wird es immer und überall geben). Die Frage ist nur, wie man lernen kann, damit besser umzugehen.

Ich habe versucht, in einfacher und verständlicher Sprache einige Grundelemente der Kreativtherapie zu vermitteln, um sowohl das Interesse von Laien als auch das von Fachpersonal zu wecken. Man möge mir nachsehen, dass ich mich in meinen Ausführungen weniger an allgemein kunsttherapeutische Ansätze und Theorien angelehnt habe. Ich denke, meine Erfahrungswerte sind Ausdruck meiner eigenen Kreativität

[38] vgl. Kohut, H.: The Analysis of the Self Int. Universities Press Inc., New York 1971, Narzißmus stw 157 (Suhrkamp)

zum Thema Kunst-Therapie. Für mich persönlich ist der beste methodische Ansatz der, auf den ich von meinem Gegenüber eine positive Rückmeldung erhalte.

An dieser Stelle möchte ich mich bei allen bedanken, die mir auf dem Weg zu diesem Buch hilfreich zur Seite standen. Bei meinen Klienten möchte ich mich herzlich für das Vertrauen und die Herausgabe der Materialien bedanken, ohne die das Buch nicht zustande gekommen wäre. Herrn Dr. Jochen Wimmenauer danke ich für die umfangreiche Korrekturhilfe. Meinem Sohn Christian danke ich für die unendliche Geduld bei der Hilfe am PC, Frau Prof. Dr. Heike Philippi (Kinderneurologin) für die wertvolle inhaltlich-wissenschaftliche Hilfe bezüglich der Transparenz dieses Buches.

Mein besonderer Dank gilt meiner Mitarbeiterin und Kollegin Frau Dr. Claudia Christ für die vielen heiteren, ernsten und kreativen Stunden der Auseinandersetzung mit diesem Thema, das uns beiden so sehr am Herzen liegt, und ihren Textbeiträgen und Fallstudien, die jeweils gesondert gekennzeichnet sind.

Last but not least möchte ich mich bei meiner Lektorin, Frau Ann-Kristin Maiworm und deren Team vom CO'MED Verlag, für die gute und hilfreiche, geduldige Kooperation der letzten Monate bedanken.

Anhang

1. Literatur

- **Aissen-Crewett, M.** in: Peez, G.: Ich möchte Nebel malen lernen - Theorieelemente erfahrungsoffenen Lernens in der kunstpädagogischen Erwachsenenbildung. Frankfurt am Main 1994
- **Baukus, P.; Thies, J**.: Kunsttherapie. Ulm 1997
- **Birren, F.**: Color Psychologie and Color Therapy. New York 1950
- **Brockhaus**: sechster Band 1968
- **Buson**: Der Raps in Blüte in: Ulenbrook, J.: Haiku, Japanischer Dreizeiler. München 1979
- **Cassirer, E.**: Philosophie der symbolischen Formen, Meiner Felix Verlag GmbH, Januar 2001
- **Chagall, M.**: Der grüne Christus. Frauenmünster - Fenster, Zürich 1970
- **Czerny, M.**: Einführung in die Bildbetrachtung. Ein psychologisches Essay über die sich in bildhaften Gestaltungen ausdrückenden Kräfte des Unbewussten. Deutscher Arbeitskreis Gestaltungstherapie. Stuttgart 1990
- **DiLeo, J.H.**: Die Deutung von Kinderzeichnungen. Karlsruhe 1992
- **Egger, B.**: Bilder verstehen, Wahrnehmung und Entwicklung der bildnerischen Sprache. Bern 1984
- **Egger, B.**: Der gemalte Schrei. Bern 1991
- **Egloff, B.**: Biografische Muster funktionaler Analphabeten, Analysen für Erwachsenenbildung. Deutsches Institut für Erwachsenenbildung. Frankfurt am Main 1997
- **Freud, S.**: Bildende Kunst und Literatur. Studienausgabe, Band X. Frankfurt am Main 1969
- **Geo-Magazin**: Wie der Kopf den Bauch bestimmt. Ausgabe 11/2000
- **Goethe, J.W.**: Farbenlehre. Vollständige Ausgabe der theoretischen Schriften. Ausgabe der wissenschaftlichen Buchgemeinschaft. Tübingen 1953
- **Heller, E.**: Wie Farben wirken. Reinbek Verlag Hamburg 1989
- **Itten, J.**: Kunst der Farbe. Ravensburg 1962
- **Jacobi, J.**: Vom Bilderreich der Seele. Olten 1969; Oettingen 1980
- **Jung, C.G.; (Hrsg.: Jung– Merker, L.; Rüf, E.; Zander, L.)**: Gesammelte Werke, Bd. 9 I: Die Archetypen und das kollektive Unbewusste. Walter, Olten 1989, 5.Aufl.
- **Jung, C.G.**: Die Gestaltung des Unbewussten, psychologische Abhandlung. Zürich 1950
- **Jung, C.G.**: Zur Psychologie des Kinderarchetypus
- **Jung, C.G.**: Über den Archetypus mit besonderer Berücksichtigung des Animabegriffs
- **Jung, C.G.**: Medizin und Psychotherapie

- **Jung, C.G.**: Die psychologischen Aspekte des Mutterarchetypus
- **Jung, C.G.**: Theoretische Überlegungen zum Wesen des Psychischen
- **Jung, C.G.**: Die Struktur der Seele
- **Kandinsky, W.**: Über das Geistige in der Kunst. Bern 1952
- **Kast, V.**: Die Dynamik der Symbole. München 1997
- **Kast, V**.: Die Dynamik der Symbole. Grundlagen der Jungschen Psychotherapie. Olten 1990
- **Kernberg, O.F.**: Borderline-Störungen und pathologischer Narzissmus. Suhrkamp Verlag Frankfurt am Main 1978
- **Knuf, J.**: Unsere Welt der Farben. Symbole zwischen Natur und Kultur. Köln 1988
- **Kohut, H.**: Formen und Umformung des Narzißmus. Psyche 1966, 20:561-587.
- **Kohut, H.**: Die psychoanalytische Behandlung narzißtischer Persönlichkeitsstörungen. Psyche 1969, 23:321-348
- **Kohut, H.**: Narzißmus – Eine Theorie der psychoanalytischen Behandlung narzißtischer Persönlichkeitsstörrungen. Suhrkamp Verlag Frankfurt am Main 1973
- **Kohut H.**: The Analysis of the Self Int. Universities Press Inc. New York 1971, Narzißmus stw 157. Suhrkamp
- **Kraft, H.: (Hrsg.)**: Psychoanalyse, Kunst und Kreativität heute. Die Entwicklung der analytischen Kunstpsychologie seit Freud. Köln 1984
- **Kramer, E.**: Kunst als Therapie mit Kindern. München 1997
- **Kraus, W.**: Die Heilkraft des Malens Einführung in die Kunsttherapie. München 1996
- **Landau, E.**: Psychologie der Kreativität. München 1969
- **Le Pichon, Y.; Ferrier, J-L. (Hrsg.)**: Du Monts Chronik der Kunst im 20. Jahrhundert. Stile, Akteure und Meisterwerke der Moderne. Du Mont Reiseverlag Ostfildern 1990
- **Leuner, H.C.**: Katathymen Bilderleben
- **Lurker, M.**: Wörterbuch der Symbolik. Stuttgart 1979
- **Lüscher, M.**: Der Lüscher-Test. Persölichkeitbeurteilung durch Farbwahl. Hamburg 1972
- **Maindok, H.**: Professionelle Interviewführung in der Sozialforschung. Pfaffenweiler 1996
- **Matussek, P.**: Kreativität als Chance. Der schöpferische Mensch in psychodynamischer Sicht. München 1974
- **Metzmacher, B.; Petzold H.; Zaepfel, H. (Hrsg.)**: Therapeutische Zugänge zu den Erfahrungswelten des Kindes von heute. Paderborn 1996
- **Miller, A.**: Bilder einer Kindheit. Frankfurt am Main, erste Aufl. 1985; erweiterte Aufl. 1996
- **Oswaldova, H.**: Kultur gegen den Tod. Dauerausstellung der Gedenkstätte Theresienstadt in der ehemaligen Magdeburger Kaserne 2002
- **Peez, G.**: Ich möchte Nebel malen lernen - Theorieelemente erfahrungsoffenen Lernens in der kunstpädagogischen Erwachsenenbildung. Frankfurt am Main 1994

- **Peseschkian, N.**: Der nackte Kaiser oder wie man die Seele der Kinder und Jugendlichen versteht und heilt. Fischer Verlag GmbH, Frankfurt am Main, Mai 2002
- **Rauchfleisch, U.; (Hrgs.: Benedetti, G. und Rauchfleisch, U.)**: Die Verwendung des Symbols in der psychoanalytischen Psychotherapie. Göttingen 1988
- **Riedel, I.**: Farben in Religion, Gesellschaft, Kunst und Psychotherapie. Stuttgart 1987
- **Riedel, I.**: Formen - Kreis, Kreuz, Dreieck, Quadrat, Spirale. Stuttgart 1985
- **Schmeer, G.**: Krisen auf dem Lebensweg, Psychoanalytisch-systematische Kunsttherapie. München 1994
- **Schmitz-Welkenbach, U.**: Kreative Kommunikation, CD Rom, Tectum Verlag 2002
- **Schottenloher, G.**: Kunst- und Gestaltungstherapie in der pädagogischen Praxis. München 1983
- **Schütze, F.**: Biografieforschung und narratives Interview. Neue Praxis, Heft 3/1983
- **Spitzer, Prof. Dr. M.**: Interview zum Thema „Lernen". Psychologie Heute, Januar 2006
- **Stein, M.**: C.G. Jungs Landkarte der Seele. Eine Einführung. Düsseldorf 2000
- **Weißhaupt, B.**: Feministische Erneuerung von Wissenschaft und Kunst. Pfaffenweiler 1990
- **www.wikipedia.de**

2. Phantasiereisen

2.1 Meerjungfrau

Du machst es dir bequem -
Du fühlst deinen Körper ganz bewusst -
Du bist jetzt ganz ruhig -
Deine Hände und Arme sind ganz schwer -
Dein Nacken und deine Schultern sind ganz schwer -
Deine Füße und Beine sind ganz schwer -
Dein ganzer Körper ist angenehm warm -
Deine Atmung ist ruhig und gleichmäßig -
Dein Gesicht ist ganz entspannt und gelöst -
Dein Kopf ist frei und leicht -

Stell dir vor,
du stehst in einer kleinen felsigen Bucht
und schaust auf das weite blaue Meer - -
Sanfte Wellen erreichen die kleine Bucht -
Sie legen dir ihre weißen Schaumkronen zu Füßen -
In der Ferne siehst du eine Meerjungfrau auftauchen -
Sie winkt dir zu und lacht dabei ein fröhliches helles Lachen -
Du bist erstaunt und entzückt darüber,
eine Meerjungfrau zu sehen -
Du winkst ihr ebenfalls zu -

Du hörst wieder ihr fröhliches helles Lachen
und siehst, wie neben ihr ein blauer Delphin auftaucht -
Die Meerjungfrau legt ihre Arme um seinen Hals
und schwimmt mit ihm zusammen durch die Wellen -
Du beobachtest dieses Schauspiel und freust dich darüber -
Allmählich verschwinden die Meerjungfrau und der Delphin am Horizont -
Du siehst noch eine Weile auf das weite blaue Meer
und träumst vor dich hin - - -

Du atmest nun tief durch -
Du reckst die Arme -
Und streckst und räkelst dich
wie eine Katze -
Du öffnest langsam die Augen -
Du gewöhnst dich an das helle Licht
und findest dich wieder im Raum zurecht.

(Carolin Geis)

2.2 Herbstfeuer

Du machst es dir bequem -
Du fühlst deinen Körper ganz bewusst -
Du bist jetzt ganz ruhig -
Deine Hände und Arme sind ganz schwer -
Dein Nacken und deine Schultern sind ganz schwer -
Deine Füße und Beine sind ganz schwer -
Dein ganzer Körper ist angenehm warm -
Deine Atmung ist ruhig und gleichmäßig -
Dein Gesicht ist ganz entspannt und gelöst -
Dein Kopf ist frei und leicht -

Stell dir vor,
du stehst auf einer großen Wiese -
Es ist ein milder Herbstabend -
Du siehst in den Himmel über dir -
Der Himmel verdunkelt sich allmählich -
Nur am Horizont
siehst du noch einen hellen Streifen -
Du atmest die klare Herbstluft ein -
Die Luft ist angenehm frisch -
Du atmest sie tief ein und aus -

Du siehst dich ein wenig um -
Die Wiese, auf der du stehst,
ist umgeben von kleinen Obstbäumen -
In der Nähe der Wiese
hat jemand ein Herbstfeuer gemacht -

Das Feuer lodert hell
in der kühler werdenden Herbstnacht -
Du siehst den hellen Schein des Feuers -
Du hörst die knisternden Funken
der verbrennenden Obstbaumzweige -

Du siehst den Funken nach -
Sie schweben leuchtend hoch
in den sich verdunkelnden Himmel -
Sie schweben immer höher und höher -
Bis sie schließlich verlöschen
und eins werden mit der dunklen Farbe
des herbstlichen Nachthimmels -
Du freust dich an dem lodernden Herbstfeuer -
und träumst noch ein wenig vor dich hin -

Du atmest nun tief durch -
Du reckst die Arme -
Und streckst und räkelst dich
wie eine Katze -
Du öffnest langsam die Augen -
Du gewöhnst dich an das helle Licht
und findest dich wieder im Raum zurecht.

(Carolin Geis)

2.3 Sommertag in Irland

Beschreibung:
Diese Phantasiereise ist für Erwachsene, Jugendliche und Kinder jeden Alters geeignet.

Die Musik:
Zu dieser Phantasiereise passt das Instrumentalstück „Concerning Hobbits" aus der Filmmusik zu „Herr der Ringe – Die Gefährten".

Man kann die Musik zweimal hintereinander abspielen: einmal während dem Text der Phantasiereise (von „Schließe nun deine Augen" bis „Du träumst noch ein wenig vor dich hin") und danach noch einmal zum Träumen...

Die einzelnen Motive von Flöte, Geige und Streichern passen genau zu den Textzeilen; einfach mehrmals anhören und die Bilder des Textes vor dem inneren Auge auftauchen lassen...

Sommertag in Irland

Du machst es dir bequem -
Du fühlst deinen Körper ganz bewusst -
Du bist jetzt ganz ruhig -
Deine Hände und Arme sind ganz schwer -
Dein Nacken und deine Schultern sind ganz schwer -
Deine Füße und Beine sind ganz schwer -
Dein ganzer Körper ist angenehm warm -
Deine Atmung ist ruhig und gleichmäßig -
Dein Gesicht ist ganz entspannt und gelöst -
Dein Kopf ist frei und leicht -

Stell dir vor,
du verlebst einen wunderschönen Sommertag
auf der grünen Insel Irland -
Dein Blick schweift über grüne Hügel -
Die Sonne scheint warm -
Du sitzt in einer offenen Pferdekutsche -
ein alter irischer Bauer
sitzt auf dem Kutschbock
und hält die Zügel des Ponys -
Er macht mit dir eine Spazierfahrt
über das Land -

Du fährst über schmale Wege -
Am Wegesrand blühen zartrosafarbene Heckenrosen
und erfreuen dich mit ihrem sommerlichen Duft -
Du atmest ihren Duft tief ein -
In der Ferne siehst du ein paar alte Bauernhäuser -
In den Gärten vor den Häusern arbeiten einige Frauen -

Als sie dich sehen,
richten sie sich auf und winken dir fröhlich zu -
Du winkst lächelnd zurück -

Ein paar Kinder laufen lachend

neben deiner Kutsche her -
Du winkst auch ihnen zu -
Deine Kutsche fährt weiter -
Du fährst nun durch ein wunderschönes grünes Tal -

Du bist verzaubert
von der Lieblichkeit der Landschaft -
Du träumst noch ein wenig vor dich hin -

Du atmest nun tief durch -
Du reckst die Arme -
Und streckst und räkelst dich
wie eine Katze -
Du öffnest langsam die Augen -
Du gewöhnst dich an das helle Licht
und findest dich wieder im Raum zurecht.

(Carolin Geis)

2.4 Mondnacht

Beschreibung:
Diese Phantasiereise findet nicht im Sitzen oder Liegen statt, sondern im Stehen. Es ist eine Phantasiereise zum Tanzen und Sich-Bewegen.

Die Musik:
Die Musik, die mich zu dieser Phantasiereise inspiriert hat und für die "Mondnacht" gedacht ist, heißt "Hijo de la luna".

Dieses Lied stammt im Original von der spanischen Gruppe "Mecano" und ist in überarbeiteter Version als Maxi-CD von "Loona" erhältlich.

Auf dieser CD befinden sich eine Instrumental-Version, die sich für den Anfang der Phantasiereise eignet, sowie eine Sentimiento-Version, die ab der Mitte des vierten Textabsatzes passend ist.

Mondnacht

Du stellst dich ganz bequem hin -
Deine Füße stehen fest und sicher auf dem Boden -
Deine Arme hängen entspannt herab -
Dein Nacken und deine Schultern sind ganz locker und entspannt -
Du fühlst deinen Körper ganz bewusst -
Du bist jetzt ganz ruhig -
Dein ganzer Körper ist angenehm warm und entspannt -
Deine Atmung ist ruhig und gleichmäßig -
Dein Gesicht ist ganz entspannt und gelöst -
Dein Kopf ist frei und leicht -

Stell dir vor,
es ist eine warme Sommernacht -
Du spürst noch die Wärme des vergangenen Tages
auf dem Boden, auf dem du stehst -
Deinen Kopf umweht ein sanfter Windhauch -
Er bringt etwas Kühle vom Meer -
Der Windhauch ist angenehm kühl und erfrischt deinen Kopf -
Du genießt den Windhauch vom Meer -
Du atmest tief ein und aus -

Du hebst nun den Kopf und blickst in den sternenklaren Himmel
dieser warmen Sommernacht -
Du siehst den Mond -
rund und klar -
leuchtend am dunklen Nachthimmel -
Du stellst dich auf die Zehenspitzen
und reckst die Arme zum Mond empor -

Da hörst du von ferne leise Musik -
Sie ist wunderschön -
ein wenig wehmütig -
aber auch voller tanzender Lebensfreude -
Es ist ein Lied an den Mond -
Du bewegst dich ein wenig zu der Musik -
Du bewegst deine Beine und deine Arme -
Du beginnst zu tanzen
und fühlst dich eins mit der Musik an den Mond -
Du tanzt, solange du möchtest -
Dann ruhst du dich ein wenig aus
und lauschst noch eine Weile der Musik - - -

Du atmest nun tief durch -
Du reckst die Arme -
Und streckst und räkelst dich
wie eine Katze -
Du öffnest langsam die Augen -
Du gewöhnst dich an das helle Licht
und findest dich wieder im Raum zurecht.

(Carolin Geis)

2.5 Ballonfahrt

Du schaust zum Himmel, er ist blau - ein paar winzige Wölkchen ziehen sich wie weiße Zuckerwatte über den Himmel entlang.
Die Luft ist mild - ein schöner Frühlingstag.
Du schaust fasziniert zum Himmel hinauf - blinzelst ein wenig der Sonne zu - du lässt all´ deine Gedanken kommen - und wieder gehen - du lässt sie vorbeiziehen, wie die Wolken am Himmel.
Du schließt die Augen --- du bist ganz entspannt.
Nach einer Weile siehst du einen weißen Kondensstreifen am Himmel. Schon immer hast du von einer Ballonfahrt geträumt.-
Heute wird dein Traum wahr!-

Du befindest dich auf einem großen grünen Wiesenplatz.
Das Gras unter deinen Füßen ist weich und warm. Du bleibst stehen, vor deinen Augen landet ein riesengroßer bunter Ballon.
Er ist an einem großen Korb aufgehängt.
Du steigst in den großen Korb hinein.
Ein bisschen Unbehagen stellt sich ein, als der Korb vom Boden abhebt, aber es geht rasch vorüber, denn der große, gemütliche Korb wird dich tragen.
Du vertraust darauf, dass er dich wieder heil und wohlbehalten auf die Erde zurückbringt.

Langsam hebt der Korb mit dir von der Erde ab. Du schaust hinauf zum Himmel - der Ballon steigt und steigt immer höher dem Himmel entgegen.
Das mulmige Gefühl ist verflogen - du schwebst - du fühlst dich federleicht.
Du schaust hinunter, die Häuser dort unten werden immer kleiner und kleiner.-
Du siehst alles ganz deutlich, doch es kommt dir vor, wie eine Spielzeuglandschaft.
Dort unten wimmelt es von Menschen, doch auch sie werden kleiner und kleiner.

Du schwebst über allem und lässt Hektik und den gesamten Stress der vergangenen Tage, Wochen und Monate unter Dir.
Du nimmst eine Decke und hüllst Dich hinein.--- Dir ist wohlig warm.
Du schwebst in der Stille und in der Ruhe und fühlst dich schwerelos.
Langsam näherst du dich einem hohen Berg. Die Reise geht über einen Tannenwald hinauf zu dem Gipfel des Berges.

Du siehst eine Gämse und staunst, wie leichtfüßig sie über die Steine hüpft - wie sicher und leicht sie ihren Weg läuft --- sie weiß, wohin sie will.
Schließlich hat der Ballon den Gipfel erreicht. Langsam schwebst Du mit dem Ballon über schneebedeckte Berge. Auf der anderen Seite des Berges hast du einen wunderschönen Ausblick auf ein großes, weites Tal.

Ein kleines Stückchen weiter entdeckst du einen wunderschönen tief blau-grünen Bergsee.
Er ist so klar, wie eine Quelle und man kann bis hinunter auf den Grund sehen. Grüne Wiesen ziehen sich wie weiche Teppiche üppig hinunter bis ins Tal. Du schwebst zu dem Bergsee hin, steigst aus dem Ballon, streifst deine Kleider ab und tauchst in das frische, klare, kühle Wasser hinein. Wie wohltuend auf deiner Haut.-
Du schwimmst ein paar Meter - lässt alles hinter dir.-
Ein großes weiches Badetuch liegt vor dir auf der Wiese --- daneben ein schönes neues Gewand. Du trocknest dich ab, du fühlst dich wie neu geboren.-

Nun steigst du wieder in deinen Ballon, um die Rückreise anzutreten.
Eine ganze Weile schwebst du noch über dem schönen Tal, vorbei an Wäldern und Wiesen.Du hörst die Vöglein singen im Wald und genießt noch einmal die Stille.
Die Sonne steht schon tief am Horizont - wie ein roter Ball glüht sie über dem weiten Land und gibt ihre letzten warmen Strahlen ab.
Langsam schwebst du zurück und entdeckst eine neue Stadt.
Je näher du herankommst, desto deutlicher siehst du, dass es **deine** *Stadt ist - in der du lebst, in der du wohnst.*
Aus dieser Perspektive erlebst du deine Stadt ganz neu und wunderbar.
Du erkennst den Platz, die weiche grüne Wiese, über die du gelaufen bist, du entdeckst deine Freunde, Bekannten und deine Familie - alle winken dir zu und nehmen dich herzlich in Empfang.
Langsam steigst du aus dem Ballon - du wirst bestaunt in deinem neuen Gewand. -
Du fühlst wieder Boden unter deinen Füßen und läufst langsam zurück in dein Haus
Hier endet deine Reise.

(Ute Schmitz-Welkenbach)

Weitere Empfehlungen zur Entspannung für Kinder und Erwachsene:

Müller, E.: Inseln der Ruhe. Ein neuer Weg zum Autogenen Training für Kinder und Erwachsene. München 1994

Müller, E.: Träumen auf der Mondschaukel. Autogenes Training mit Märchen und Gute-Nacht-Geschichten. München 1993

Weitere Phantasiereisen finden Sie Im Internet unter:

www.phantasiereisen.de

Seminare und Fortbildung für Psychotherapeuten unter:

www.schmitz-welkenbach.de

Bernhard Weber und Christiane Weber

Chronisch Krank

Was tun?

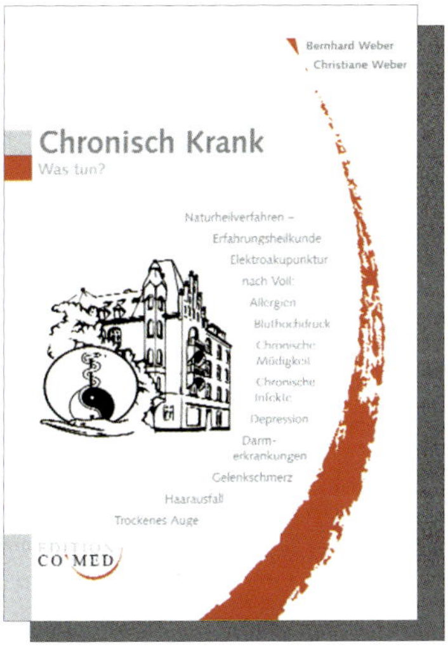

Über dieses Buch

Chronische Krankheiten werden in diesem Buch ganzheitlich betrachtet. Die Ursachen wollen hierbei behandelt werden, nicht nur die Symptome. Viele Regulationsstörungen führen zur Blockade der Selbstheilungskräfte und damit zu einem chronischen Krankheitsbild. Chronisch Kranke mit unklarer Erkrankungsursache sind ein besonderer Schwerpunkt dieses Buches.

„Chronisch Krank – Was tun?" zeigt die Ursachenfindung und gezielte Entgiftungskuren mit Hilfe der Elekroakupunktur nach Voll (EAV) und deren Erfolge bei der Heilung chronischer Krankheiten. Immer mehr Menschen aller Altersstufen sind von schwerwiegenden Erkrankungen betroffen.

Fast jeder Dritte leidet an Allergien. Rheuma, Rückenschmerzen, chronisches Müdigkeitssyndrom, diverse Infektionen und viele andere chronische Erkrankungen entwickeln sich in steigender Tendenz. Bei diesen Patienten wächst das Interesse an sanften Naturheilverfahren. Sie versprechen sich von den bewährten naturheilkundlichen Verfahren wirkliche Heilung – der Akupunktur, Pflanzenheilkunde, Homöopathie, orthomolekularen Behandlung, der Umweltmedizin und physikalischen Therapieformen wie z.B. der Fiebertherapie. Die Erfahrungen der Marburger Naturheilklinik machen ihnen Hoffnung. „Chronisch Krank – Was tun?" bietet Ihnen die nötigen Grundlagen zur Linderung und Ausheilung Ihrer chronischen Erkrankungen. Dieses Buch wendet sich an Menschen, die ihren eigenen Heilungsprozess selbst in die Hand nehmen wollen.

ISBN 3-934672-13-2 **€ 12,80**

EDITION CO'MED

CO'MED Verlags GmbH
Rüdesheimer Straße 40
65239 Hochheim
Tel.: 06146 / 9074-0
Fax: 06146 / 9074-44

Peter-Hansen Volkmann

Ökosystem Mensch - Gesundheit ist möglich

Neue Ökologisch-naturheilkundliche Wege zur Selbstheilung

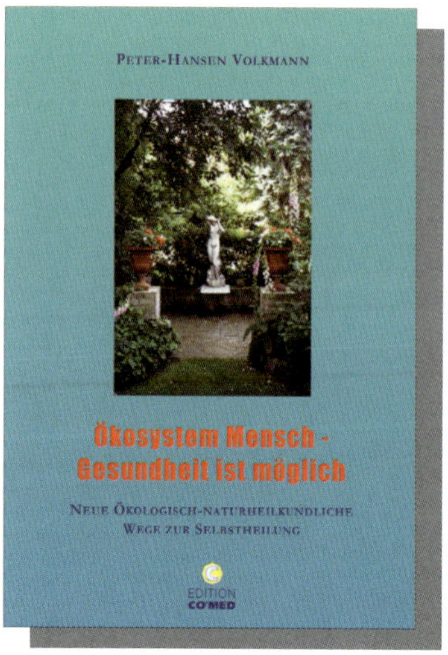

Über dieses Buch

Mit der von ihm entwickelten hoT (hypoallergenen orthomolekularen Therapie) erzielt der Autor seit nahezu 10 Jahren erstaunliche therapeutische Erfolge. Insbesondere bei schwierigen chronischen Krankheitsbildern ist diese spezielle Form der Orthomolekularen Medizin für ihn zur Methode der Wahl geworden. Die Grundlage all dieser Therapieerfolge ist eine gesunde, biologisch hochwertige Nahrung, die Reduzierung belastender Umwelt-Chemikalien sowie der sogenannten E-Stoffe. Aus diesem Grunde nimmt die Darstellung einer gesunden Lebens- und Ernährungsweise einen breiten Raum ein.

Die Basis der hoT bildet die Orthomolekulare Therapie. Hinweise auf die „richtigen" Mittel gewinnt man zuverlässig mit der Applied Kinesiology (AK). Die praktische Vorgehensweise bei der Behandlung chronisch Kranker wird an verschiedenen Krankheitsbildern eindrucksvoll dargestellt. Zahlreiche Fallbeispiele - vom Allergiker über Patienten mit chronischen Schmerzen bis zu Hormonstörungen und Kinderwunsch - veranschaulichen die Zusammenhänge. Oft blieben den Patienten dabei Operationen erspart.

Die vorgestellten hoT-Therapieschemata zeigen das Zusammenwirken orthomolekularer Behandlungsregime und führen schnell zu sicheren Therapieerfolgen auch in schwierigen Fällen.

Das umfassende Stichwortverzeichnis im Anhang fördert die rasche Orientierung.

ISBN 3-934672-05-1

€ 16,80

EDITION CO'MED

CO'MED Verlags GmbH
Rüdesheimer Straße 40
65239 Hochheim
Tel.: 06146 / 9074-0
Fax: 06146 / 9074-44